LIBRO DE COCINA
DE LA DIETA
DASH

Recetas rápidas y deliciosas para perder peso,
prevenir la diabetes y reducir la presión sanguínea

Dra. Mariza Snyder, Dra. Lauren Clum y Anna V. Zulaica

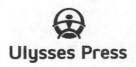

Ulysses Press

Publicado en los EE. UU.
por ULYSSES PRESS

P.O. Box 3440
Berkeley, CA 94703
www.ulyssespress.com

ISBN13: 978-1-61243-548-0
Número de control de la Biblioteca del Congreso 2015952087

Coordinadora editorial: Kelly Reed
Jefe de edicíon: Claire Chun
Editora: Susan Lang
Correctora: Maria Labaca
Producción: Jake Flaherty
Diseño de tapa: what!design @ whatweb.com
Fotografías de la tapa: ícono de cronógrafo © Sodafish/istockphoto.com; calabacín
    © cstar55/istockphoto.com; muffins © Jacob VanHouten/ istockphoto.com; salmón
    © Lauri Patterson/istockphoto.com; sopa de espárrago © nicolebranan/istockphoto.com

Impreso en los Estados Unidos por United Graphics Inc.

10 9 8 7 6 5 4 3 2 1

Distribuido por Publishers Group West

Contenido

Agradecimientos

Deseo agradecer a todos mis amigos y familiares por su continuo apoyo y amor. En particular, quisiera agradecer a mis coautoras, la Dra. Lauren Clum y Anna V. Zulaica. Estoy muy orgullosa de trabajar con ustedes. —M. S.

Mi profundo agradecimiento a toda mi familia y amigos por el amor y el apoyo que me han dado en el proceso de escribir este libro. ¡Gracias por ser mis degustadores y críticos! Agradezco en especial a mis grandes amigas y colegas Lauren Clum y Mariza Snyder. —A. V. Z.

Quiero agradecer a todos mis familiares, amigos y pacientes por ayudar a mi desarrollo como quiropráctica, educadora, escritora y persona. Un agradecimiento especial a Paul, mi esposo, por su inquebrantable apoyo y su confianza en mí, y a mis maravillosas coautoras, la Dra. Mariza Snyder y la chef Anna V. Zulaica, por su pasión y constante compromiso. —L. C.

Introducción

DASH es una forma de comer fácil de seguir y bien equilibrada que ofrece montones de opciones excelentes. Las recetas de este libro se basan en ingredientes frescos e integrales, que hacen que la transición a DASH sea fácil y deliciosa.

En un principio, este plan de comidas se ideó para prevenir la hipertensión (presión sanguínea elevada) mediante recomendaciones alimentarias del Instituto Nacional del Corazón, los Pulmones y la Sangre, perteneciente a los Institutos Nacionales de la Salud. De hecho, "DASH" son las iniciales en inglés de "Enfoques alimentarios para detener la hipertensión". Estas pautas cardiosaludables se formularon para reducir al mínimo el consumo de azúcares procesados, sal, colesterol y grasas saturadas, y aumentar a la vez el consumo de alimentos ricos en nutrientes con el fin de reducir la presión sanguínea y el peso, y hacer que disminuya la incidencia de enfermedades crónicas. Los principales nutrientes en los que se concentra DASH son los minerales (como el calcio, el magnesio y el potasio), los antioxidantes, las proteínas magras y la fibra (tanto soluble como insoluble). Cuando aumenta la ingestión de estos nutrientes claves, el cuerpo queda mejor equipado para funcionar en forma óptima y quemar calorías en lugar de almacenarlas como grasa.

En 2011, la encuesta anual sobre dietas de *U.S. News & World Report* calificó a DASH como la mejor dieta entre muchas. Veintidós expertos destacados en pérdida de peso, nutrición, diabetes y enfermedades cardíacas analizaron las 20 dietas más populares de los Estados Unidos en las categorías de: pérdida de peso a corto y largo plazo, integridad nutricional, facilidad de uso, seguridad y capacidad para prevenir o manejar cardiopatías y diabetes. En general, se consideró a DASH la número uno por su eficacia para luchar contra las enfermedades cardíacas y para bajar de peso, además de ser segura y fácil de seguir. También la calificaron como el mejor plan para evitar la diabetes a edad avanzada. Los estudios realizados confirman que DASH reduce en forma medible la presión sanguínea y el peso corporal, en particular cuando se la combina con ejercicio regular.

Muchos veteranos de las dietas admiten frustrados que es extremadamente difícil someterse a un régimen de comida, y con frecuencia termina siendo un intento fallido. Las dietas comerciales son notorias por prometer resultados increíbles en poco tiempo, sin hacer mucho esfuerzo ni privarse de hábitos poco saludables. Con toda razón, la gente es escéptica respecto de las dietas, en parte por tantos intentos fallidos.

Y en eso se diferencia DASH: no hace promesas. En realidad, no es siquiera una dieta. La palabra "dieta" se utiliza hoy en día para indicar que se hacen grandes cambios temporales en lo que se come a fin de lograr algún cambio físico y nada más. DASH es en realidad lo opuesto: un enfoque a largo plazo de la alimentación como compromiso con la salud. Es un plan de alimentación elaborado con el fin de promover cambios de estilo de vida saludables y prolongarlos en el tiempo, lo que hace a la pérdida de peso un subproducto muy atractivo del plan. Las pautas y planes de alimentación saludables, con "alimentos reales", hacen posible que personas y familias enteras se comprometan con una forma realista de vivir y comer en su vida cotidiana. Al equipar al cuerpo con los alimentos correctos para defenderse de las enfermedades crónicas y el aumento de peso, DASH ayuda a lograr un estado de salud excelente.

Es un camino eficaz y fácil de seguir que lleva a la pérdida de peso y a la vida saludable, y este libro actúa como pauta para incorporar las recomendaciones de DASH. En él se explica cómo funciona la dieta y cómo ponerla en práctica en práctica para perder peso. También se incluyen deliciosas recetas aptas para DASH y un práctico plan de comidas de 28 días elaborado para hacer la dieta lo más simple posible.

Primera sección

CÓMO FUNCIONA LA DIETA DASH

Mientras DASH gana popularidad, los expertos estudian la eficacia del plan. Ciertas investigaciones recientes demuestran que el plan redujo la presión sanguínea en solo dos semanas. En varios estudios, las personas que mejores resultados tuvieron con el plan (es decir, un descenso significativo en la presión arterial después de solo 14 días) fueron quienes, antes de comenzar el plan, tenían una presión moderadamente alta o prehipertensión. A las personas con hipertensión grave que no pudieron dejar de tomar sus medicamentos antihipertensivos durante los estudios, DASH las ayudó a mejorar su reacción a la medicación. Otras investigaciones demostraron que este plan es el más seguro para que pierdan peso adultos y adolescentes, y que ayuda con la función cognitiva, disminuye la incidencia de cálculos renales, protege contra ciertos tipos de cánceres y afecciones crónicas, ayuda a reducir la incidencia de accidentes cerebrovasculares y osteoporosis, y ayuda a reducir la resistencia a la insulina en la diabetes tipo 2. En conclusión, las investigaciones respaldan la afirmación de que DASH favorece el funcionamiento óptimo del cuerpo.

La elaboraron médicos y nutricionistas con gran detenimiento para que brinde cantidades abundantes de nutrientes esenciales para el funcionamiento óptimo del cuerpo. Si mejora el funcionamiento, mejora la comunicación dentro del cuerpo, para que cada sistema de órganos actúe en forma correcta y esté bien conectado con los demás. Y cuando el funcionamiento y la comunicación mejoran, promueven la salud del sistema cardiovascular y el aparato digestivo, y conducen al manejo del peso.

Esos nutrientes esenciales se encuentran en la comida real, lo que suena bastante simple. Sin embargo, muchas dietas fomentan el consumo de alimentos procesados, que no solo carecen de nutrientes vitales, sino que además contienen numerosos ingredientes artificiales que el cuerpo no puede digerir ni procesar con facilidad. El punto crucial de la comida real en DASH es un enfoque muy diferente, pero a la vez simple: un plan con abundantes verduras y frutas frescas, cereales 100% integrales, frijoles, carnes magras y lácteos con bajo contenido de grasa o descremados. La naturaleza creó estos alimentos reales para nutrir y alimentar de forma apropiada.

Lo fundamental: comer alimentos reales

Parece tan simple: "coma alimentos reales." Sin embargo, nuestra sociedad lo complica mucho más de lo que debería. Los alimentos reales o integrales (es decir, los que se encuentran en la naturaleza) son la base de DASH.

Esta insistencia en comer alimentos no procesados es una de las razones por las que esta dieta ha sido tan exitosa para la pérdida de peso sostenida, la disminución de la hipertensión y la prevención de la diabetes. La dieta DASH tiene gran contenido de verduras, frutas, cereales integrales y carnes y lácteos magros: todos estos son alimentos no procesados. También se hace hincapié en la eliminación de todos los productos procesados, en particular los que contienen azúcares, grasas y sal agregados, o con ingredientes que el cuerpo no puede digerir con facilidad. Los alimentos procesados son una de las principales causas de la alimentación poco saludable, que lleva a un aumento de peso indeseado y otros problemas crónicos de salud.

La comida procesada se ha vuelto dominante en la dieta típica estadounidense y ha contribuido al incremento de trastornos de salud crónicos y de la obesidad. Como este tipo de alimentos está tan presente en los supermercados, es importante saber identificarlos y evitarlos. Se consideran procesados los alimentos que han sufrido una modificación química mediante aditivos tales como saborizantes, colorantes, aglutinantes, rellenos, conservantes y edulcorantes artificiales. Con frecuencia, estos alimentos contienen una gran cantidad de ingredientes, muchos de los cuales no son fáciles de pronunciar y ni siquiera pueden identificarse como comida. Lo que se consigue en restaurantes de comidas rápidas, estaciones de servicio y minimercados, al igual que muchos productos que se venden en latas, cajas, botellas y paquetes, suelen ser alimentos muy procesados. Muchas comidas preparadas, o las que vienen con salsas o paquetes de aderezo, también están muy procesadas.

Los 10 consejos principales de DASH

• Obtenga la mayor cantidad de nutrientes claves mediante la compra de alimentos de estación (los mejores lugares para encontrar frutas y verduras de estación son los mercados de productores).

• Abastezca su cocina de alimentos saludables fáciles de preparar: verduras y frutas frescas trozadas, hummus y frutas secas sin procesar.

• Consuma el doble de verduras: 1 taza de verduras equivale a dos porciones.

• Para dominar su afición por los dulces, coma de postre frutos del bosque u otras frutas frescas.

• Un refrigerio rápido, fácil y delicioso: yogur orgánico natural y con bajo contenido de grasa, con almendras y frutas frescas. Pruebe con yogur estilo griego, que es más cremoso y suculento.

• Todas las frutas secas son cardiosaludables, pero asegúrese de que sean sin procesar, no tostadas ni saladas. Agregue 1 o 2 cucharadas de frutas secas a su plato principal o ensalada para darle un toque crocante de grasas saludables.

• Hidrátese. Beba suficiente agua a lo largo del día: tenga una botella con usted en el trabajo y en el automóvil, y siempre beba agua en las comidas.

• Haga que cada comida tenga los colores del arco iris. Cuanto más colorido sea su plato, mayor variedad de nutrientes estará consumiendo.

• No hay necesidad de escatimar en cafés con leche: solo prepárelos con 8 onzas de leche descremada o leche de almendras sin endulzar.

• Los batidos saludables preparados con leche de almendras sin endulzar, frutas frescas y verduras son una forma rápida, fácil y deliciosa de aprovechar al máximo las frutas y verduras en cualquier comida.

Lo que en verdad confunde a la hora de determinar si un alimento está procesado son los envases engañosos que vemos en el supermercado, en los que publicitan artículos poco saludables como "integrales" o "saludables". Por ejemplo, en el envase se declara algún beneficio para la salud, como "con alto contenido de fibra" o "fortificado con omega 3", y parece una buena opción. La realidad es que las empresas de alimentos fraccionan los nutrientes en el laboratorio y los agregan a los productos que procesan para poder comercializarlos como saludables. Fortificarlos con nutrientes como vitaminas, ácidos grasos omega 3 y antioxidantes es un modo inteligente de venderlos. Pero no se engañe: se trata de productos muy procesados y que no se adecuan a las recomendaciones de alimentos integrales de DASH. No se convierta en presa de alimentos que afirman ser saludables y pretenden ser algo que no son.

Una de las mejores formas de evitar caer en la trampa es alejarse de las secciones centrales de la tienda de comestibles, porque es allí donde se venden por lo general los alimentos procesados y envasados. Concéntrese en la periferia de la tienda, donde se hallan los alimentos integrales: frutas, verduras, cereales, carne magra y lácteos. O mejor aún: siempre que pueda, haga sus compras en los mercados locales. Las frutas, verduras, cereales, carnes, huevos y productos lácteos de los mercados de productores son por lo general frescos y de estación, lo que significa que son muy poco o nada procesados y tienen un gran valor nutricional.

Cuando inicie la dieta DASH, observe lo que hay en su refrigerador, su congelador y su alacena, comience a eliminar en forma gradual los productos envasados y procesados y agregue frutas, verduras y cereales integrales a su lista de compras. Se sorprenderá de cuánta comida procesada se ha colado a hurtadillas en su cocina, desde salsas y aderezos ya sazonados a muchos alimentos con cereales y comida chatarra. Si bien deshacerse de toda esa basura procesada y comenzar de cero puede ser bastante purificador, no es necesario que sea demasiado apabullante para usted. Solo deje de incluir esos artículos en su lista para la tienda y deje de comprarlos. Usará los productos procesados que ya tiene y no los repondrá, y entonces estará en DASH de manera absoluta. Recuperará el control de su salud al reemplazar los alimentos procesados de su cocina con productos reales e integrales.

Los especialistas que diseñaron DASH entendieron la importante función que tienen los alimentos saludables e integrales en el desarrollo de un estilo de vida sano. Solo mediante comida sana e integral se asegurará de lograr el equilibrio correcto de vitaminas, minerales y antioxidantes para mantenerse saludable y con una figura esbelta. Este libro y la dieta DASH le darán las herramientas adecuadas, recetas y pautas nutricionales para que la transición a una vida sana sea fácil y divertida.

Pautas generales de DASH

Grupo de alimentos	Porciones diarias	Tamaño de las porciones	Ejemplos y notas	Importancia de cada grupo de alimentos para DASH
Cereales	6–8	1 rebanada de pan 1 onza de cereal seco* ½ taza de arroz, pasta o cereal cocidos	Pan de trigo 100% integral, pasta, panecillo inglés, pan pita, rosca, cereal, sémola de maíz, avena, arroz integral, pretzeles sin sal y palomitas de maíz	Fuentes principales de energía y fibra
Verduras	4 o 5	1 taza de verdura de hoja crudas ½ taza de verduras crudas o cocidas picadas ½ taza de jugo de verduras	Brócoli, zanahorias, coles silvestres, berenjena, ejotes, arvejas, col rizada, habas, papas rojas, espinaca, calabaza, camotes, tomates, zucchini	Fuentes abundantes de potasio, magnesio, fibra y materiales
Frutas	4 o 5	1 fruta mediana entera ¼ taza de frutas deshidratadas ½ taza de frutas frescas, congeladas o enlatadas ½ taza de jugo de fruta	Manzanas, albaricoques, bananas, frutos del bosque, cerezas, dátiles, uvas, naranjas, toronja, jugo de toronja, mangos, melones, nectarinas, duraznos, peras, piñas, ciruelas, pasas, fresas, mandarinas	Fuentes importantes de potasio, magnesio, fibra y vitaminas
Productos lácteos con bajo contenido de grasa o sin grasa	2 o 3	1 taza de leche o yogur ½ taza de queso cottage 1½ onza de queso	Leche sin grasa (descremada) o con bajo contenido de grasa (1%), queso con bajo contenido de grasa, yogur regular, estilo griego o congelado de sabor natural con bajo contenido de grasa, queso cottage	Fuentes importantes de calcio y proteínas
Carnes magras, aves, y pescados	6 o menos	1 onza de carne, pollo o pescado cocinado; 1 huevo**	Carne magra, pollo, pavo o pescado; quitar la grasa visible, cocinar al horno, asar o hervir; quitar la piel de la carne de aves	Fuentes abundantes de proteínas y magnesio

Pautas generales de DASH

Grupo de alimentos	Porciones diarias	Tamaño de las porciones	Ejemplos y notas	Importancia de cada grupo de alimentos para DASH
Frutas secas, semillas y legumbres	4 o 5 a la semana	⅓ taza o 1½ onza de frutas secas sin procesar 2 cucharadas de mantequilla de nuez 2 cucharadas o ½ onza de semillas crudas ½ taza de legumbres cocidas	Almendras, castañas de cajú, avellanas, cacahuates, pecanas, nueces, semillas de girasol crudas y sin sal; mantequilla de cacahuate o almendra; frijoles negros, alubias blancas, garbanzos, o frijoles pintos; lentejas, arvejas partidas	Fuentes abundantes de energía, magnesio, proteínas y fibra
Grasas y aceites***	2 o 3	1 cucharadita de mantequilla 1 cucharadita de aceite de oliva o aceite vegetal 1 cucharada de mayonesa 2 cucharadas de aderezo para ensalada	Mantequilla para untar, aceite de canola o de oliva; mayonesa con bajo contenido de grasa, aderezo dietético para ensaladas	27% de calorías como grasa, incluida la grasa contenida o agregada en los alimentos
Dulces y azúcares agregados	5 o menos a la semana	1 cucharada de azúcar 1 cucharada de jalea o mermelada ½ taza de sorbete o gelatina 1 taza de limonada	Gelatina con sabor de frutas, caramelos duros, jalea o mermelada de frutas naturales, jarabe de arce, sorbete y helados de agua, azúcar; evite los edulcorantes artificiales	Los alimentos dulces deben tener bajo contenido de grasa, y no deben ser procesados.

* El tamaño de las porciones varía entre ½ taza y 1¼ tazas, según el tipo de cereal. Revise la etiqueta con la información nutricional del producto y no coma más de 1 onza.

** Debido a que los huevos tienen alto contenido de colesterol, debe limitar el consumo de yemas de huevo a no más de 4 por semana; 2 claras de huevo tienen el mismo contenido de proteína que 1 onza de carne.

*** El contenido de grasa cambia la cantidad de la porción de las grasas y los aceites. Por ejemplo: 1 cucharada de aderezo para ensaladas regular = 1 porción; 1 cucharada de aderezo para ensaladas con bajo contenido de grasa = ½ porción; 1 cucharada de aderezo sin grasa = 0 porciones.

Referencia del gráfico: http://www.nhlbi.nih.gov/health/public/heart/hbp/dash/new_dash.pdf, modificado por las autoras.

Porciones por día según DASH		
Grupos de alimentos	*1,200 calorías al día*	*2,000 calorías al día*
Cereales	3	4 o 5
Verduras	4 o 5	5 o 6
Frutas	4	5 o 6
Lácteos descremados o con bajo contenido de grasa	2 o 3	3
Carnes magras, aves y pescados	3 a 6 onzas	6 o 7 onzas
Frutas secas, semillas y legumbres	3 o 4 a la semana	4 o 5 a la semana
Grasas y aceites	2	3
Dulces y azúcares agregados	0	Menos de 5 a la semana

Referencia del gráfico: http://www.nhlbi.nih.gov/health/public/heart/hbp/dash/new_dash.pdf, modificado por las autoras.

Entender la presión sanguínea*			
Número más alto (sistólica) en mm Hg	*Número más bajo (diastólica) en mm Hg*	*Categoría*	*Qué hacer** *
Por debajo de 120	Por debajo de 80	Normal	Mantener o adoptar un estilo de vida saludable.
120 a 139	80 a 89	Prehipertensión	Mantener o adoptar un estilo de vida saludable.
140 a 159	90 a 99	Hipertensión en fase 1	Mantener o adoptar un estilo de vida saludable. Si no se logra la meta de presión sanguínea en alrededor de 6 meses, hable con su médico sobre sus opciones, entre las cuales está la medicación.
160 o más	100 o más	Hipertensión en fase 2	Mantener o adoptar un estilo de vida saludable. Hable con su médico sobre sus opciones, entre las cuales está la medicación.

* *Estos números solo sirven como guía para entender su presión sanguínea. Debe tomársela, o hacer que alguien se la tome, varias veces en el transcurso de varios días para determinar entre qué valores se encuentra la suya.*

** *Estas son simplemente recomendaciones para tratar la presión elevada como una afección única. Hable con su médico para que este tome en cuenta su cuadro de salud completo y le haga las recomendaciones adicionales que correspondan.*

Referencia del gráfico: http://www.mayoclinic.com/health/blood-pressure/HI00043, modificado por las autoras.

Segunda sección

USO DE
DASH
PARA PERDER PESO

A diferencia de los planes de otros libros que cubren los estantes de las librerías, este programa no va a enseñarle a "hacer dieta". En DASH, no tienen lugar conceptos erróneos como la división de nutrientes o la pérdida de peso rápida. La pérdida de peso a largo plazo requiere cambios de estilo de vida más que hacer dietas con trucos. La realidad es que DASH promueve un estilo de vida saludable, y la pérdida de peso es un efecto colateral realmente agradable. Este plan se concentra en alimentos como verduras y frutas frescas, cereales integrales complejos, lácteos saludables y carnes magras, en las proporciones correctas, para promover la satisfacción e intensificar la energía a lo largo del día, sin el riesgo de comer en exceso.

Hay mucho para ganar al convertirse en usuario de DASH: encabezan la lista de beneficios la pérdida de peso, el aumento de la energía y la mayor resistencia a enfermedades crónicas. DASH hace que sea fácil perder peso y mantenerlo, porque le enseña a elegir con sabiduría. No es sólo cuestión de seguir un plan, aunque es cierto que eso ayudará al comienzo, sino de aprender a tomar decisiones saludables. Informarse, además de contar con las herramientas y recursos para emprender la acción, permite implementar cambios de forma realista y libera el camino para lograr la meta.

Las recetas de este libro tienen como finalidad que la elaboración de comidas sanas sea delicioso y fácil, sin sacrificar alimentos ni sabores favoritos. Incorporar ejercicios físicos a la rutina diaria contribuirá al logro de cambios importantes y sustentables. En la última sección del libro se encuentra el plan DASH de comidas de 28 días, que lo ayudará a entender los principios de cocinar y comer en forma saludable para que los hábitos cambien de verdad.

Necesidad de calorías para la pérdida de peso

Antes de comenzar un programa saludable de pérdida de peso, es importante tener un punto de partida o de referencia. Hay varias formas de calcular el peso corporal saludable. El índice de masa corporal (IMC) es una medición de la grasa corporal basada en la altura y el peso. La fórmula para calcularlo es:

$$\text{peso (libras)} \div [\text{altura (pulgadas)}^2] \times 703$$

Ejemplo: peso = 165 libras; altura = 5 pies 8 pulgadas (68 pulgadas)

Cálculo: $[165 \div (68)^2] \times 703 = 25.09$

El IMC no es una ciencia exacta. De manera rápida y sin costo, da un valor aproximado de la grasa corporal. Por lo general, el IMC de una persona con peso saludable debe estar entre 19 y 25.

La circunferencia de la cintura es otra forma rápida de analizar si una persona tiene un peso saludable. Debería ser, en líneas generales, de menos de 35 pulgadas en mujeres y menos de 40 pulgadas en hombres.

Calcular el porcentaje de grasa corporal es un poco más difícil, porque no es algo que se pueda hacer en casa. En términos técnicos, la grasa corporal es el peso total de la grasa de una persona dividido por el peso del cuerpo, y se compone de grasa corporal esencial y de almacenamiento. Algunos de los diversos métodos y herramientas que se utilizan para calcular el porcentaje de grasa corporal son los calibres, la luz infrarroja, la absorciometría con rayos X, el desplazamiento de agua, el análisis de impedancia bioeléctrica y métodos antropométricos. Los porcentajes saludables en adultos son de 15 a 22% para las mujeres y de 8 a 15% para los hombres.

Por practicidad y conveniencia, en este libro se recomienda el uso del IMC como punto de referencia. En www.nhlbi.nih.gov/guidelines/obesity/bmi_tbl.pdfy puede consultar un gráfico del IMC. Eche una mirada al gráfico, tome nota de su punto de partida y deduzca cuál es su meta de peso saludable.

Una vez determinado su peso de referencia y establecido el objetivo al que desea llegar, el siguiente paso es determinar un marco temporal para lograrlo. La pérdida de peso saludable incluye deshacerse de 1 o 2 libras a la semana. ¿Cuánto le tomará alcanzar su meta?

Para comenzar a hacer cambios, el plan de nutrición se basa en 2000 calorías al día para personas físicamente activas. Si el ejercicio no es parte de su plan, utilice la modificación de 1200 calorías diarias. No consuma menos de 1200: el cuerpo necesita un mínimo de 1000 calorías al día solo para que funcionen los órganos. A veces, disminuir el consumo a incluso 2000 calorías al día es un salto demasiado grande para algunas personas. En ese caso, intente consumir 500 calorías menos de lo habitual al día. Si no tiene idea de cuántas calorías está ingiriendo, apéguese al plan de 2000 calorías diarias, incorpore más de los refrigerios saludables de la lista y continúe reduciendo las calorías hasta llegar a las 2000.

Consejos de DASH para la pérdida de peso

Despeje el refrigerador.   Para seguir esta dieta es necesario abandonar todos los alimentos procesados y la comida chatarra. La mejor forma de evitar consumirlos es deshacerse de ellos. Reemplace los productos procesados por alimentos reales: frutas y verduras frescas, frutas secas sin procesar y cereales enteros. Si le resulta excesivo arrojar a la basura todo lo malo, entonces al menos deje de comprarlo y así irá desapareciendo de su cocina con el tiempo.

Confeccione una lista para el supermercado y el mercado de productores.   Antes de irse de compras, tenga una lista preparada de alimentos aptos para DASH para su plan de comida semanal. Estar preparado lo ayudará a mantener a raya los alimentos tentadores. Observe que la mayoría de los productos aptos para DASH están colocados en las zonas perimetrales del supermercado. Evite los pasillos centrales, donde se encuentran miles de alimentos procesados nada nutritivos.

Cocine en casa siempre que pueda.   Aunque parezca saludable, la comida preparada en restaurantes puede estar llena de calorías extra que no brindan necesariamente más nutrición o satisfacción. No hay forma de controlar los ingredientes que usan ni la forma en que preparan la comida que no hace usted mismo. Cuando cocina en su casa, tiene el control total del tipo y la calidad de comida, además de la forma en que se prepara y cuánto come. Es mucho más fácil leer las etiquetas con información nutricional y elegir las opciones sanas cuando es usted quien compra los alimentos y los cocina.

Busque alimentos DASH.   Cree una mentalidad que busque alimentos DASH. Deberá encontrar formas de incorporar frutas a su almuerzo o cena. Agregue a su menú del día una porción de verduras al vapor y guarde el resto del plato principal para después. En los restaurantes, pida una guarnición de verduras en lugar de papas fritas. Elija restaurantes y cafeterías que tengan alimentos DASH accesibles y fáciles de ordenar. Con el tiempo, los establecimientos poco amistosos serán menos deseables.

Abastezca su cocina y su lugar de trabajo.   Mantenga su congelador, su alacena y su refrigerador llenos de alimentos DASH, para evitar contratiempos. Tenga a mano gran cantidad de frutas y verduras recién trozadas, además de lácteos y frutas secas, para refrigerios y comidas rápidas en medio del trajín. Llene el refrigerador de la oficina, también, para contar siempre con opciones sanas.

Encuéntrele la vuelta al control de porciones.   En nuestra sociedad, todo se ha vuelto de "supertamaño", en más de un sentido. En la mayoría de los restaurantes sirven dos o tres porciones por comida, mucho más de lo que uno necesita por vez. Y es fácil dejarse tentar por esta práctica en casa. Nos acostumbramos a las porciones grandes

Consejos sobre restaurantes aptos para DASH

- Pida una caja para llevar con su comida, y aparte la mitad de su comida apenas llegue a la mesa. Una vez que la comida esté fuera de la vista, es menos probable que coma en exceso.

- Comparta aperitivos, platos y postres con amigos y familiares. Le sorprenderá saber que muchas "medias porciones" son en realidad porciones de tamaño normal.

- Comparta una ensalada grande para la cena.

- Pida aparte los aderezos, la mantequilla, las coberturas y las salsas. Coma solo una porción diminuta de esos extras, o nada.

- Pida al camarero que no traiga pan antes de la comida. El pan y la mantequilla suman calorías con facilidad. Ahorre calorías para la comida en sí.

- Coma con lentitud. Cene con otras personas, para que pueda alternar comida y conversación. Consumirá menos a medida que desacelere el ritmo, y tendrá más claro cuándo está satisfecho. Beba agua a lo largo de la comida para llenarse.

- Con las comidas, evite las bebidas azucaradas, incluyendo el alcohol. Las bebidas alcohólicas pueden contener con facilidad unas 500 a 1,000 calorías que se suman a las de la comida.

- En lugar de postre, opte por una copa de vino o un café. Hay muchas menos calorías en esas bebidas que en un típico postre de restaurante, y aun así se da un gusto para terminar la comida.

- Evite por completo los restaurantes de comidas rápidas. Casi siempre existe otra opción. La comida rápida está cargada de ingredientes procesados y se prepara en cantidad, no con calidad. Es cuestionable si es técnicamente comida de verdad. Sus calorías vacías conducen al aumento de peso.

y comemos demasiado. Usamos platos, tazones y copas grandes, y los llenamos. Para evitar comer en exceso, siga las medidas que se indican en el plan de comidas DASH. Utilice una balanza digital para medir las porciones hasta que entienda los tamaños de porción correctos.

Ejercicio

El ejercicio es un componente esencial de los cambios de estilo de vida que recomienda DASH. Contribuye a la pérdida de peso, disminuye la presión sanguínea y reduce el riesgo de muchas otras enfermedades crónicas, como la diabetes y el cáncer. Hacer que el ejercicio sea parte de su estilo de vida lo ayudará a obtener los resultados que desea.

El ejercicio consiste en tres componentes principales: actividad cardiovascular, entrenamiento de fuerza y flexibilidad. Cada componente es igualmente importante para quemar grasa y perder peso porque estimula el metabolismo y aumenta la masa muscular.

El entrenamiento cardiovascular fortalece el corazón y disminuye los niveles de presión tanto sistólica como diastólica. También acelera el metabolismo con el tiempo, lo que significa que su cuerpo quemará calorías con más rapidez y eficiencia. Comience la actividad cardiovascular con lentitud y aumente la intensidad a medida que gane resistencia. Una forma muy recomendable de comenzar es caminar 30 minutos al día. Camine en forma vigorosa con aumento de ritmo cardíaco y frecuencia respiratoria, para garantizar un buen entrenamiento (de ser necesario, comience con solo 10 a 15 minutos y vaya aumentando hasta llegar a 30). A medida que aumente su resistencia, agregue otras actividades cardiovasculares como correr, subir escaleras, ciclismo, clases de aeróbicos, senderismo o baile. Este tipo de ejercitación incluye cualquier actividad que implique movimiento del cuerpo y aumente el ritmo cardíaco y respiratorio. Para perder peso, debería ejercitar en forma vigorosa durante un mínimo de 30 minutos cada vez, tres o cuatro veces a la semana.

El entrenamiento de fuerza, o de resistencia, ayuda a quemar grasas con más rapidez porque incrementa la masa muscular y estimula el metabolismo. Es imprescindible para lograr metas de pérdida de peso. Puede hacerse en casa, al aire libre o en el gimnasio. Al igual que con el ejercicio cardiovascular, debe comenzarse con lentitud. Al principio, use solamente su propio peso corporal, con movimientos tales como sentadillas, estocadas, flexiones de brazo y abdominales.

A medida que aumente la fuerza de su cuerpo, agregue pesos e intensidad a los ejercicios. Varíe los ejercicios y aproveche los recursos locales de clases de entrenamiento con peso, gimnasios al aire libre o entrenadores personales. Para obtener resultados óptimos de pérdida de peso, las sesiones deberían durar al menos 30 minutos y hacerse tres o cuatro veces a la semana.

La ejercitación de flexibilidad se concentra en estiramiento y equilibrio. Con frecuencia se pasa por alto este aspecto, pero es tan importante como la actividad cardiovascular y el entrenamiento de fuerza. El estiramiento ayuda a prevenir las lesiones durante el ejercicio y después de él, al permitir que músculos y articulaciones se calienten antes de la actividad y se recuperen después. Antes de comenzar a hacer ejercicios, estire los músculos durante 5 minutos para calentarlos. Haga movimientos amplios, como círculos con los brazos, balanceo de piernas y círculos con las caderas, o salte la cuerda. Después de ejercitarse, tómese entre 5 y 10 minutos para estirar los músculos que utilizó durante la sesión. Este tipo de estiramiento involucra elongar los músculos usados durante los ejercicios y mantenerlos estirados varios segundos o unos minutos. Estirarse también ofrece tiempo valioso para hacer un chequeo del cuerpo y prestar atención a lo que necesita. Los ejercicios de equilibrio ayudan a hacer trabajar diminutos músculos estabilizadores que influyen en la postura y la estabilidad, e incluye hacer actividad sobre superficies inestables. Son, por ejemplo, los ejercicios sobre una pierna y el uso de bolas terapéuticas, rodillos de goma EVA, tablas de equilibrio y bolas BOSU.

Recomendaciones y pautas para ejercicios

Cinco veces a la semana

Cardiovascular: comience por caminar 30 minutos. Si le falta tiempo o tiene alguna limitación física, divida la caminata en tres partes de 10 minutos. Camine en forma vigorosa de manera que aumenten su frecuencia cardíaca y respiratoria. Debería sentirse como si se ejercitara.

A medida que mejore su resistencia, varíe y aumente la intensidad de los ejercicios, incorpore actividades como ciclismo, correr, subir escaleras, senderismo, natación o escalar rocas.

Ejercítese durante 30 a 60 minutos para obtener resultados óptimos.

Estiramiento: antes de caminar, caliente los músculos y las articulaciones con balanceos de brazos y luego de piernas durante unos 2 o 3 minutos en total.

Después de caminar, elongue los músculos utilizados y mantenga el estiramiento 1 minuto o 2 por vez. Estirar ayuda a prevenir lesiones y aumenta la flexibilidad.

Tres veces a la semana

Entrenamiento de fuerza: concéntrese en entrenar los músculos grandes, como los de las piernas, espalda, pecho y los centrales.

Comience con su propio peso corporal como resistencia y luego vaya agregando peso e intensidad a medida que su fuerza aumente.

Haga entrenamiento de fuerza día por medio y deje descansar los músculos grandes en los días en los que no hace ejercicio.

Entrenamiento de equilibrio: incorpore ejercicios de equilibrio al entrenamiento de fuerza y utilice para ello equipos tales como bolas terapéuticas, tablas de equilibrio, rodillos de goma EVA y bolas BOSU, además de hacer ejercicios con una pierna.

Estiramiento: después del entrenamiento de fuerza o de equilibrio, o ambos, elongue los músculos utilizados y mantenga el estiramiento 1 minuto o 2 cada vez.

Siempre es difícil incorporar un nuevo hábito al estilo de vida, como hacer ejercicio en forma periódica, en especial cuando hay miles de excusas para no hacerlo. Estos son algunos consejos para mantenerse enfocado.

- Consiga un compañero con quien pueda contar. Debe ser alguien que realice la actividad con usted o se comunique a diario para asegurarse de que se mantenga encarrilado.
- Anote sus metas y vea cómo le está yendo cada semana.
- Lleve un diario de ejercicios para registrar los éxitos y fracasos diarios y hacer un seguimiento de cómo avanza.
- Cree una rutina para que la actividad física se convierta en parte de sus actividades diarias.
- Ahorre tiempo y dinero: ejercíte en casa. Puede crear un gimnasio hogareño o seguir rutinas de ejercicios disponibles en internet, por televisión o en DVD. Existen muchos recursos gratuitos.
- Ejercíte a la mañana, para que no se quede sin tiempo durante la jornada, y para comenzar el día con toda la energía.
- Aproveche los recursos locales, tales como clases, gimnasios al aire libre y entrenadores personales, para tener un instructor que le brinde orientación y motivación.
- Contrate un entrenador personal que diagrame el plan de ejercicios ideal para usted, además de asignarle la responsabilidad de realizarlos.
- Cree una lista de temas musicales que lo inspiren a hacer ejercicio.
- Invierta en ropa deportiva con la que se sienta bien.
- Siempre lleve agua con usted, para mantener la hidratación y la energía a lo largo de la ejercitación (aléjese de las bebidas energéticas o deportivas, que están cargadas de azúcares o edulcorantes artificiales).

Registro de ejercicios			
Fecha	*Ejercicio*	*Hora de inicio y fin*	*Notas y comentarios*
Lunes			
Martes			
Miércoles			
Jueves			
Viernes			
Sábado			
Domingo			

* Precaución: si tiene hipertensión u otra enfermedad crónica, consulte a su médico de atención primaria antes de comenzar con un programa de ejercicios. El médico debe revisar su estado físico antes de que comience a realizar alguna actividad exigente.

Tercera sección

RECETAS APTAS PARA DASH

Los usuarios expertos de DASH le dirán que comen en su casa más que en ningún otro lado. Cocinar para uno mismo y la familia permite controlar lo que se incluye en las comidas, lo cual es muy valioso y hace más fácil elegir opciones saludables. Cuando otra persona prepara nuestra comida, ya no sabemos con exactitud qué contiene. No se puede conocer la calidad ni la frescura de los ingredientes, si son orgánicos o procesados, o si hay aditivos insalubres presentes. También se pierde el control sobre el tamaño de las porciones, un aspecto importante de DASH.

Cocinar en el hogar para la familia y amigos tiene muchos beneficios: exige planificar, emplear ingredientes saludables y relacionarse con otras personas. Queda claro que es imposible comer siempre en casa, pero cuantas más comidas haga en su casa, más respetará lo indicado por DASH y mejores resultados verá.

Anna V. Zulaica, chef y propietaria de Presto! Catering and Food Services, un servicio de comidas de la zona de la bahía de San Francisco, escribió y probó todas las recetas que figuran en este libro. A medida que vaya leyendo las recetas, tenga en cuenta que debe usar ingredientes frescos, orgánicos y sin procesar, siempre que pueda. Se ha reducido la sal al mínimo ("una pizca", por ejemplo, es menos de 1/8 de cucharadita), y siempre que se la incluye, se trata de sal marina, que es menos procesada que la de mesa y contiene minerales valiosos. La variedad de mantequillas de frutas secas que se utilizan en las recetas es siempre sin sal y sin procesar. No se especifica su textura, suave o crocante, ya que depende de su preferencia. Muchas recetas incluyen sugerencias de porciones, consejos y pistas saludables, o modificaciones posibles. A veces se mencionan ingredientes opcionales, pero tenga en cuenta que no se incluyen en los datos nutricionales de la receta. La información nutricional que se menciona en cada receta incluye datos sobre calorías, grasas, carbohidratos, azúcar, fibra, proteínas y los minerales: sodio, potasio, calcio y magnesio.

Batidos

Son una forma rápida, fácil y deliciosa de incluir porciones extra de frutas y verduras, y son ideales para consumir cuando se está en marcha y como refrigerios repletos de vitaminas, minerales, fibras, antioxidantes y grasas saludables. Experimente con diferentes combinaciones de frutas y verduras para encontrar su versión favorita.

Consejos sobre los batidos

- Para muchas recetas, hay que utilizar verduras. Asegúrese de mezclarlas con algo de líquido antes de agregar otros ingredientes en la licuadora, para que se rompa su textura fibrosa.

- La espinaca es la verdura de sabor más neutro que puede agregar a un batido, y es una buena opción para comenzar si tiene dudas sobre este tipo de batidos. Luego experimente con otras verduras para descubrir sus texturas y sabores.

- En algunas recetas se indican frutas frescas, y en otras, congeladas. Pueden emplearse ambos tipos. La única diferencia es que con fruta congelada creará un batido más escarchado, espeso y frío que con productos frescos.

- Al comprar fruta congelada, fíjese que sea orgánica y evite la que tiene azúcar agregado.

- Otra buena forma de obtener un batido más espeso y escarchado es agregar hielo.

- La mantequilla de cacahuate o de almendra, el aguacate y el aceite de coco son grasas saludables que se pueden agregar. No solo se sentirá más satisfecho durante más tiempo con estos ingredientes, sino que las grasas saludables ayudan al cuerpo a absorber y digerir los minerales de las verduras.

- Los batidos pueden almacenarse en el refrigerador hasta por 24 horas. Si durante la refrigeración se separa en capas, bátalo antes de tomarlo.

- Siempre incluya al menos una porción de verduras para asegurarse de obtener minerales valiosos junto con las vitaminas de las frutas, y para equilibrar el dulce contenido frutal (por lo general, las verduras tienen un alto contenido de minerales, mientras que las frutas están repletas de vitaminas).

Batido de verduras y arándanos azules
Rinde 2 porciones

2 tazas de hojas verdes variadas (como col rizada, col silvestre,
 brotes de mostaza, acelga roja y espinaca) picadas

¼ taza de agua

⅓ taza de zanahoria picada

½ taza de arándanos azules congelados

½ taza de pepino picado grueso sin pelar

¼ taza de leche de almendras sin endulzar

4 cubos de hielo

Coloque las verduras y el agua en la licuadora. Comience a licuar a velocidad baja, y cuando las verduras empiecen a deshacerse, aumente a velocidad media hasta que estén totalmente deshechas y la textura sea uniforme. Agregue el resto de los ingredientes y mezcle a velocidad entre media y alta hasta lograr la consistencia deseada (alrededor de 1 minuto). Sirva en el momento.

Información Nutricional (cantidad por porción)	
Calorías	82
Grasas totales	1 g
Grasas saturadas	0.1 g
Grasas poliinsaturadas	0.4 g
Grasas monoinsaturadas	0.1 g
Colesterol	0 mg
Sodio	66 mg
Potasio	516 mg
Carbohidratos totales	17 g
Fibra alimentaria	5 g
Azúcares	7 g
Proteínas	4 g
Calcio 14% • Magnesio 10%	

Papaya sensacional
Rinde 2 porciones

1 taza de espinaca
1 taza de col rizada picada
¾ taza de agua
½ taza de pepino picado sin pelar
1 manzana verde picada gruesa
1 taza de papaya picada gruesa
1 cucharada de semillas de lino molidas

Coloque la espinaca, la col y el agua en la licuadora. Comience a licuar a velocidad baja, y cuando las verduras empiecen a deshacerse, aumente a velocidad media hasta que estén totalmente deshechas y la textura sea uniforme. Agregue el resto de los ingredientes y mezcle a velocidad entre media y alta hasta lograr la consistencia deseada (alrededor de 1 minuto). Sirva en el momento.

Información Nutricional (cantidad por porción)	
Calorías	114
Grasas totales	2 g
Grasas saturadas	0.1 g
Grasas poliinsaturadas	0.2 g
Grasas monoinsaturadas	0 g
Colesterol	0 mg
Sodio	32 mg
Potasio	520 mg
Carbohidratos totales	25 g
Fibra alimentaria	7 g
Azúcares	14 g
Proteínas	3 g
Calcio 10% • Magnesio 10%	

Llamada para despertarse

Rinde 2 porciones

1 tallo grande de apio, picado

1 cucharada de perejil fresco

½ a ¾ taza de agua

½ taza de remolachas cocidas picadas

1 pequeña naranja separada en gajos

¾ taza de zanahoria picada

Coloque el apio, el perejil y el agua en la licuadora. Comience a licuar a velocidad baja, y cuando el apio y el perejil empiecen a deshacerse, aumente a velocidad media hasta que estén totalmente deshechos y la textura sea uniforme. Agregue el resto de los ingredientes y mezcle a velocidad entre media y alta hasta lograr la consistencia deseada (alrededor de 1 minuto). Sirva en el momento.

Información Nutricional (cantidad por porción)	
Calorías	84
Grasas totales	0.3 g
Grasas saturadas	0 g
Grasas poliinsaturadas	0.1 g
Grasas monoinsaturadas	0 g
Colesterol	0 mg
Sodio	178 mg
Potasio	521 mg
Carbohidratos totales	20 g
Fibra alimentaria	5.0 g
Azúcares	14 g
Proteínas	2 g
Calcio 7% • Magnesio 7%	

Batido verde apto para diabéticos
Rinde 2 porciones

2 tazas de espinaca

2 hojas grandes de col rizada picadas (aproximadamente de 1½ taza)

¾ taza de agua

1 banana grande congelada picada

½ taza de mango congelado

½ taza de durazno congelado

1 cucharada de semillas de lino molidas

1 cucharada de mantequilla de almendra o de cacahuate (opcional)

Coloque la espinaca, la col y el agua en la licuadora. Comience a licuar a velocidad baja, y cuando las verduras empiecen a deshacerse, aumente a velocidad media hasta que estén totalmente deshechas y la textura sea uniforme. Agregue las frutas, el lino y la mantequilla (si la utiliza) y mezcle a velocidad entre media y alta hasta lograr la consistencia deseada (alrededor de 1 minuto). Sirva en el momento.

Información Nutricional *(cantidad por porción)*	
Calorías	157
Grasas totales	2 g
Grasas saturadas	0.3 g
Grasas poliinsaturadas	0.4 g
Grasas monoinsaturadas	0.2 g
Colesterol	0 mg
Sodio	48 mg
Potasio	807 mg
Carbohidratos totales	35 g
Fibra alimentaria	7 g
Azúcares	16 g
Proteínas	5 g
Calcio 12% • Magnesio 17%	

Batido de banana y almendra
Rinde 1 porción

1 banana grande

1 taza de leche de almendras sin endulzar

1 cucharada de mantequilla de almendra sin sal

1 cucharada de germen de trigo

⅛ cucharadita de extracto de vainilla

⅛ cucharadita de canela molida

3 o 4 cubos de hielo

Coloque todos los ingredientes en la licuadora. Comience a licuar a velocidad baja, y cuando el contenido empiece a deshacerse, aumente a velocidad media hasta lograr la consistencia deseada (alrededor de 1 minuto). Sirva en el momento.

Información Nutricional (cantidad por porción)	
Calorías	338
Grasas totales	13 g
Grasas saturadas	1 g
Grasas poliinsaturadas	3 g
Grasas monoinsaturadas	6 g
Colesterol	0 mg
Sodio	153 mg
Potasio	857 mg
Carbohidratos totales	52 g
Fibra alimentaria	8 g
Azúcares	25 g
Proteínas	10 g
Calcio 27% • Magnesio 35%	

Batido tropical

Rinde 2 porciones

¾ taza de mango congelado

¾ de piña congelada

1 banana pequeña congelada picada

1½ taza de leche de coco sin endulzar

½ taza de agua

1 cucharada de aceite de coco

3 o 4 cubos de hielo

Coloque todos los ingredientes en la licuadora. Comience a licuar a velocidad baja, y cuando el contenido empiece a deshacerse, aumente a velocidad media hasta que la consistencia sea totalmente uniforme (alrededor de 1 minuto). Sirva en el momento.

Información Nutricional (cantidad por porción)	
Calorías	219
Grasas totales	11 g
Grasas saturadas	10 g
Grasas poliinsaturadas	0.3 g
Grasas monoinsaturadas	0.6 g
Colesterol	0 mg
Sodio	116 mg
Potasio	362 mg
Carbohidratos totales	30 g
Fibra alimentaria	3 g
Azúcares	21 g
Proteínas	1 g
Calcio 1% • Magnesio 7%	

Batido de verduras, bananas y frutos del bosque
Rinde 2 porciones

2 tazas de espinaca

1 taza de agua

¾ taza de zarzamoras congeladas

¾ taza de arándanos azules congelados

1 banana pequeña congelada y picada

1 cucharada de mantequilla de almendra

Coloque la espinaca y el agua en la licuadora. Comience a licuar a velocidad baja, y cuando la espinaca empiece a deshacerse, aumente a velocidad media hasta que esté completamente deshecha y la textura sea uniforme. Agregue las zarzamoras, los arándanos, la banana y la mantequilla de almendra, y mezcle a velocidad entre media y alta hasta lograr la consistencia deseada (alrededor de 1 minuto). Sirva en el momento.

Información Nutricional (cantidad por porción)	
Calorías	159
Grasas totales	5 g
Grasas saturadas	0.4 g
Grasas poliinsaturadas	1 g
Grasas monoinsaturadas	3 g
Colesterol	0 mg
Sodio	30 mg
Potasio	522 mg
Carbohidratos totales	29 g
Fibra alimentaria	7 g
Azúcares	13 g
Proteínas	4 g
Calcio 8% • Magnesio 13%	

Batido de verduras y duraznos
Rinde 2 porciones

2 tazas de espinaca

1 taza de agua

½ taza de fresas congeladas

1½ taza de durazno congelado

1 banana pequeña congelada picada

1 cucharada de aceite de coco

Coloque la espinaca y el agua en la licuadora. Comience a licuar a velocidad baja, y cuando la espinaca empiece a deshacerse, aumente a velocidad media hasta que esté completamente deshecha y la textura sea uniforme. Agregue la fruta y el aceite de coco, y mezcle a velocidad entre media y alta hasta lograr la consistencia deseada (alrededor de 1 minuto). Sirva en el momento.

Información Nutricional (cantidad por porción)	
Calorías	178
Grasas totales	7 g
Grasas saturadas	6 g
Grasas poliinsaturadas	0.4 g
Grasas monoinsaturadas	0.5 g
Colesterol	0 mg
Sodio	27 mg
Potasio	682 mg
Carbohidratos totales	30 g
Fibra alimentaria	5 g
Azúcares	8 g
Proteínas	3 g
Calcio 5% • Magnesio 13%	

Batido de verduras y aguacate
Rinde 2 porciones

1 taza de col rizada picada

¾ a 1 taza de agua

1 manzana verde picada

2 kiwis pequeños, pelados y cortados en mitades

1 aguacate pequeño sin la semilla, pelado y picado

1 mandarina, pelada y separada en gajos

3 o 4 cubos de hielo

Coloque la col rizada y el agua en la licuadora. Comience a licuar a velocidad baja, y cuando la col empiece a deshacerse, aumente a velocidad media hasta que esté totalmente deshecha y la textura sea uniforme. Agregue el resto de los ingredientes y mezcle a velocidad entre media y alta hasta lograr la consistencia deseada (alrededor de 1 minuto). Sirva en el momento.

Información Nutricional (cantidad por porción)	
Calorías	271
Grasas totales	15 g
Grasas saturadas	2 g
Grasas poliinsaturadas	2 g
Grasas monoinsaturadas	9 g
Colesterol	0 mg
Sodio	29 mg
Potasio	916 mg
Carbohidratos totales	39 g
Fibra alimentaria	13 g
Azúcares	10 g
Proteínas	4 g
Calcio 9% • Magnesio 17%	

Mezcla de melón

Rinde 2 porciones

2 tazas de espinaca

½ a ¾ taza de agua

½ taza de fresas congeladas

¾ taza de melón rocío de miel picado

¾ taza de melón cantalupo picado

1 cucharada de semillas de lino molidas

3 o 4 cubos de hielo

Coloque la espinaca y el agua en la licuadora. Comience a licuar a velocidad baja, y cuando la espinaca empiece a deshacerse, aumente a velocidad media hasta que esté completamente deshecha y la textura sea uniforme. Agregue las frutas, el lino y el hielo, y mezcle a velocidad entre media y alta hasta lograr la consistencia deseada (alrededor de 1 minuto). Sirva en el momento.

Información Nutricional *(cantidad por porción)*	
Calorías	77
Grasas totales	2 g
Grasas saturadas	1 g
Grasas poliinsaturadas	0.2 g
Grasas monoinsaturadas	0 g
Colesterol	0 mg
Sodio	43 mg
Potasio	376 mg
Carbohidratos totales	15 g
Fibra alimentaria	3 g
Azúcares	7 g
Proteínas	3 g
Calcio 5% • Magnesio 9%	

Delicia de fresa y pepino
Rinde 2 porciones

1½ taza de fresas congeladas

2 tazas de pepino picado sin pelar

El jugo de ½ naranja grande

4 hojas de menta

¾ taza de agua

3 o 4 cubos de hielo

Coloque todos los ingredientes en la licuadora. Comience a licuar a velocidad baja, y cuando el contenido empiece a deshacerse, aumente a velocidad media hasta lograr la consistencia deseada (alrededor de 1 minuto). Sirva en el momento.

Información Nutricional (cantidad por porción)	
Calorías	61
Grasas totales	0.7 g
Grasas saturadas	0 g
Grasas poliinsaturadas	0.3 g
Grasas monoinsaturadas	0.1 g
Colesterol	0 mg
Sodio	4 mg
Potasio	398 mg
Carbohidratos totales	14 g
Fibra alimentaria	4 g
Azúcares	9 g
Proteínas	2 g
Calcio 3% • Magnesio 7%	

Batido de pastel de calabaza
Rinde 2 porciones

½ taza de puré de calabaza

½ banana grande congelada, picada

½ taza de agua

1 taza de leche de almendras sin endulzar

¼ cucharadita de canela molida

⅛ cucharadita de nuez moscada molida

1 cucharada de jarabe de arce puro

3 o 4 cubos de hielo

Coloque la calabaza, la banana y el agua en la licuadora. Comience a licuar a velocidad baja, y cuando los ingredientes empiecen a deshacerse, aumente a velocidad media hasta que estén totalmente deshechos y la textura sea uniforme. Agregue el resto de los ingredientes y mezcle a velocidad entre media y alta hasta lograr la consistencia deseada (alrededor de 1 minuto). Sirva en el momento.

Información Nutricional (cantidad por porción)	
Calorías	93
Grasas totales	2 g
Grasas saturadas	0.2 g
Grasas poliinsaturadas	0.1 g
Grasas monoinsaturadas	0.1 g
Colesterol	0 mg
Sodio	93 mg
Potasio	394 mg
Carbohidratos totales	19 g
Fibra alimentaria	2 g
Azúcares	10 g
Proteínas	1 g
Calcio 10% • Magnesio 6%	

Batido de rúcula

Rinde 2 porciones

1 taza de rúcula

1 taza de espinaca

1 a 1½ taza de agua

½ banana pequeña

1 taza de fresas picadas

½ taza de arándanos azules

1 cucharada de aceite de coco

1 cucharada de germen de trigo

3 o 4 cubos de hielo

Coloque la rúcula, la espinaca y el agua en la licuadora. Comience a licuar a velocidad baja, y cuando las verduras empiecen a deshacerse, aumente a velocidad media hasta que estén totalmente deshechas y la textura sea uniforme. Agregue la fruta, el aceite de coco, el germen de trigo y el hielo, y mezcle a velocidad entre media y alta hasta lograr la consistencia deseada (alrededor de 1 minuto). Sirva en el momento.

Información Nutricional (cantidad por porción)	
Calorías	154
Grasas totales	8 g
Grasas saturadas	6 g
Grasas poliinsaturadas	0.8 g
Grasas monoinsaturadas	0.6 g
Colesterol	0 mg
Sodio	19 mg
Potasio	437 mg
Carbohidratos totales	21 g
Fibra alimentaria	5 g
Azúcares	11 g
Proteínas	3 g
Calcio 5% • Magnesio 12%	

Desayuno

Es cierto: es la comida más importante del día. Al hacer una comida en la mañana, damos un empujón al metabolismo para todo el día, y sin el desayuno, el metabolismo permanece perezoso e incluso se hace más lento (el metabolismo determina la velocidad a la que se queman las calorías). Comer dentro de la primera hora después de despertarse garantiza que el cuerpo tenga el combustible que necesita para ponerse en marcha y desenvolverse durante el día. Estas recetas saludables, frescas y rápidas son ideales para comenzar el día y constituyen una alternativa a los batidos.

Tostadas con mantequilla de almendra y banana
Rinde 1 porción

2 rebanadas de pan de trigo 100% integral
2 cucharadas de mantequilla de almendra
1 banana pequeña, en rebanadas
⅛ cucharadita de canela molida

Tueste el pan y unte cada rebanada con la mantequilla. Disponga encima las rebanadas de banana y espolvoree con canela.

Información Nutricional *(cantidad por porción)*	
Calorías	484
Grasas totales	21 g
Grasas saturadas	1 g
Grasas poliinsaturadas	5 g
Grasas monoinsaturadas	11 g
Colesterol	0 mg
Sodio	421 mg
Potasio	402 mg
Carbohidratos totales	56 g
Fibra alimentaria	12 g
Azúcares	21 g
Proteínas	19 g
Calcio 9% • Magnesio 8%	

Panecillo con frutos del bosque
Rinde 1 porción

1 panecillo de harina de trigo 100% integral cortado a la mitad

1 cucharada de queso crema con bajo contenido de grasa

4 fresas cortadas en rebanadas delgadas

½ taza de arándanos azules hechos puré

Tueste las mitades de los panecillos. Unte el queso crema de manera uniforme sobre cada mitad de panecillo y cubra con la fruta.

Información Nutricional (cantidad por porción)	
Calorías	231
Grasas totales	4 g
Grasas saturadas	2 g
Grasas poliinsaturadas	0.8 g
Grasas monoinsaturadas	1 g
Colesterol	8 mg
Sodio	270 mg
Potasio	348 mg
Carbohidratos totales	43 g
Fibra alimentaria	8 g
Azúcares	11 g
Proteínas	8 g
Calcio 5% • Magnesio 15%	

Panecillo saludable de salmón ahumado

Rinde 2 porciones

1 panecillo de harina de trigo 100% integral cortado a la mitad

¼ cucharadita de eneldo fresco, picado fino

½ cucharadita de jugo de limón fresco

2 cucharadas de queso crema con bajo contenido de grasa

1 lata (de 4 onzas) de salmón común en agua, sin agregado de sal, escurrido

6 rebanadas delgadas de pepino sin pelar

6 rebanadas delgadas de tomate pera

Pimienta negra machacada

Tueste las mitades de los panecillos. En un tazón pequeño, incorpore el eneldo picado y el jugo de limón al queso crema y mezcle hasta que quede uniforme. Unte la mezcla sobre cada mitad de panecillo. Enjuague el salmón bajo el agua del grifo para eliminar el líquido de la lata y coloque cucharadas del salmón de manera uniforme sobre los panecillos. Si los trozos de salmón son muy grandes, aplástelos primero con un tenedor. Cubra con las rebanadas de pepino y tomate, y espolvoree la pimienta para dar sabor.

Información Nutricional (cantidad por porción)	
Calorías	192
Grasas totales	8 g
Grasas saturadas	2 g
Grasas poliinsaturadas	0.5 g
Grasas monoinsaturadas	0.9 g
Colesterol	8 mg
Sodio	160 mg
Potasio	241 mg
Carbohidratos totales	18 g
Fibra alimentaria	3 g
Azúcares	0.1 g
Proteínas	14 g
Calcio 3% • Magnesio 8%	

Tazón proteico
Rinde 1 porción

¾ taza de queso cottage con bajo contenido de grasa

½ banana mediana cortada en rebanadas delgadas

1 cucharada de mantequilla de almendra

¼ taza de avena tradicional sin cocer

Mezcle todos los ingredientes en un tazón pequeño, y disfrute al instante.

Información Nutricional (cantidad por porción)	
Calorías	346
Grasas totales	12 g
Grasas saturadas	2 g
Grasas poliinsaturadas	3 g
Grasas monoinsaturadas	7 g
Colesterol	7 mg
Sodio	690 mg
Potasio	547 mg
Carbohidratos totales	47 g
Fibra alimentaria	7 g
Azúcares	8 g
Proteínas	28 g
Calcio 13% • Magnesio 24%	

Avena cocida de lujo con frutos del bosque
Rinde 2 porciones

1½ taza de leche de almendras sin saborizante ni edulcorante

⅛ cucharadita de extracto de vainilla

1 taza de avena tradicional

¾ taza de arándanos azules, zarzamoras y fresas picados gruesos
  y mezclados

2 cucharadas de nueces pecanas tostadas

Caliente la leche de almendras con la vainilla en un recipiente pequeño y a fuego medio. Cuando la mezcla comience a hervir, agregue la avena y revuelva durante unos 4 minutos, o hasta que se absorba la mayor parte del líquido. Incorpore los frutos. Distribuya la preparación en dos tazones y cubra con pecanas tostadas.

Información Nutricional (cantidad por porción)	
Calorías	261
Grasas totales	10 g
Grasas saturadas	1 g
Grasas poliinsaturadas	4 g
Grasas monoinsaturadas	5 g
Colesterol	0 mg
Sodio	115 mg
Potasio	593 mg
Carbohidratos totales	63 g
Fibra alimentaria	11 g
Azúcares	9 g
Proteínas	7 g
Calcio 21% • Magnesio 41%	

Avena cocida con manzanas y canela

Rinde 2 porciones

1½ taza de leche de almendras sin saborizante ni edulcorante

1 taza de avena tradicional

1 manzana Granny Smith sin pelar, cortada en cubos

¼ cucharadita de canela molida

2 cucharadas de trozos de nueces tostadas

Haga hervir la leche a fuego medio y agregue la avena y la manzana. Revuelva hasta que se absorba la mayor parte del líquido (unos 4 minutos). Incorpore la canela y mezcle. Distribuya la preparación en dos tazones y cubra con nueces.

Información Nutricional (cantidad por porción)	
Calorías	377
Grasas totales	16 g
Grasas saturadas	4 g
Grasas poliinsaturadas	9 g
Grasas monoinsaturadas	4 g
Colesterol	15 mg
Sodio	77 mg
Potasio	399 mg
Carbohidratos totales	73 g
Fibra alimentaria	11 g
Azúcares	17 g
Proteínas	13 g
Calcio 28% • Magnesio 41%	

Avena energética

Rinde 1 porción

¼ taza de agua
¼ taza de leche con bajo contenido de grasa
½ taza de avena tradicional
4 claras de huevo batidas
⅛ cucharadita de canela molida
⅛ cucharadita de jengibre molido
¼ taza de arándanos azules

En un recipiente pequeño, caliente el agua con la leche a fuego medio hasta que hierva. Agregue la avena y revuelva en forma constante unos 4 minutos o hasta que se absorba la mayor parte del líquido. Incorpore las claras batidas en forma gradual, mientras continúa revolviendo. Cocine durante otros 5 minutos, o hasta que las claras ya no estén líquidas. Incorpore la canela y el jengibre a la mezcla de avena, y vierta la preparación en un tazón. Cubra con frutos del bosque y sirva.

Información Nutricional (cantidad por porción)	
Calorías	270
Grasas totales	4 g
Grasas saturadas	2 g
Grasas poliinsaturadas	2 g
Grasas monoinsaturadas	2 g
Colesterol	5 mg
Sodio	250 mg
Potasio	371 mg
Carbohidratos totales	60 g
Fibra alimentaria	9 g
Azúcares	7 g
Proteínas	23 g
Calcio 12% • Magnesio 35%	

Granola casera de Anna

Rinde 12 porciones (equivale a entre 5 y 6 tazas)

3 tazas de avena tradicional

¼ de taza de semillas de lino

1 taza de almendras rebanadas

½ cucharadita de canela molida

¼ cucharadita de jengibre molido

¼ taza de azúcar morena

¼ taza de jarabe de arce o miel

¼ taza de aceite de oliva extra virgen

½ cucharadita de extracto de almendra

1 taza de pasas doradas

aceite de oliva en aerosol

Precaliente el horno a 250°F. En un tazón grande, coloque los primeros seis ingredientes y mézclelos bien. En un tazón pequeño aparte, mezcle el jarabe de arce o la miel, el aceite y el extracto de almendra. Vierta los ingredientes húmedos sobre los secos y mezcle todo de manera uniforme con una espátula hasta que no queden partes secas. Vierta en dos placas de horno aceitadas. Hornee durante aproximadamente 1 hora y 15 minutos, revolviendo cada 15 minutos para lograr un color uniforme. Mientras revuelve, separe los trozos grandes de granola para lograr la consistencia deseada. Retire la bandeja del horno y transfiera el contenido a un tazón grande. Incorpore las pasas de manera que queden distribuidas uniformemente.

CONSEJOS

• Si prefiere que las pasas queden más secas y más duras, agréguelas a la mezcla antes de hornearla.

• Puede sustituir las pasas por arándanos, cerezas o albaricoques disecados para lograr mayor variedad de sabores, colores y antioxidantes.

- Si lo desea, reemplace el extracto de almendra por el de vainilla.
- El jarabe de arce y la miel tienen perfiles de sabor diferentes, pero en esta receta pueden usarse indistintamente.
- Almacene la granola una vez fría en bolsas grandes con cierre hermético o recipientes de vidrio con tapa.

Información Nutricional (cantidad por porción)	
Calorías	262
Grasas totales	11 g
Grasas saturadas	2 g
Grasas poliinsaturadas	4 g
Grasas monoinsaturadas	7 g
Colesterol	0 mg
Sodio	6 mg
Potasio	376 mg
Carbohidratos totales	52 g
Fibra alimentaria	7 g
Azúcares	12 g
Proteínas	6 g
Calcio 6% • Magnesio 24%	

Quinua caliente con frutos del bosque
Rinde 2 porciones

1 taza de quinua sin cocer

1 taza de leche de coco sin endulzar

1 taza de agua

½ taza de zarzamoras

2 cucharadas de nueces pecanas tostadas y picadas

2 cucharaditas de miel natural (opcional)

Enjuague la quinua (si no viene enjuagada). En un recipiente pequeño con tapa, lleve a hervor la quinua, la leche de coco y el agua a fuego fuerte. Reduzca el fuego a bajo y deje hervir entre 10 y 15 minutos, o hasta que se haya absorbido el líquido. La quinua cocida debería estar ligeramente *al dente:* los granos están listos cuando la mayoría se han desenrollado y se puede ver el germen. Deje reposar en la olla tapada durante unos 5 minutos. Afloje suavemente con un tenedor y distribuya en dos tazones: cubra con las zarzamoras, las nueces pecanas y la miel (si la usa).

Información Nutricional (cantidad por porción)	
Calorías	476
Grasas totales	17 g
Grasas saturadas	0.8 g
Grasas poliinsaturadas	3 g
Grasas monoinsaturadas	6 g
Colesterol	0 mg
Sodio	94 mg
Potasio	221 mg
Carbohidratos totales	70 g
Fibra alimentaria	10 g
Azúcares	7 g
Proteínas	14 g
Calcio 12% • Magnesio 8%	

Postre helado de yogur con frutas

Rinde 1 porción

1 taza de yogur estilo griego de sabor natural con bajo contenido
de grasa

¼ taza de arándanos azules

¼ taza de fresas cortadas en cubos

¼ taza de kiwis cortados en cubos

1 cucharadita de semillas de lino molidas o en pasta

½ taza de granola bajas calorías (o Granola casera de Anna,
página 60)

Distribuya la mitad del yogur en un tazón de vidrio pequeño
o una copa para postre helado. Cubra con una capa delgada de
arándanos, fresas, kiwis, pasta de lino y granola. Vierta el yogur
restante en otra capa y cubra con el resto de la fruta, el lino y la
granola.

Información Nutricional (cantidad por porción)	
Calorías	388
Grasas totales	212 g
Grasas saturadas	5 g
Grasas poliinsaturadas	4 g
Grasas monoinsaturadas	3 g
Colesterol	10 mg
Sodio	98 mg
Potasio	713 mg
Carbohidratos totales	41 g
Fibra alimentaria	7 g
Azúcares	17 g
Proteínas	30 g
Calcio 25% • Magnesio 22%	

Yogur de banana y almendra
Rinde 1 porción

1 cucharada de mantequilla de almendra sin sal, sin procesar,
   crocante
¾ taza de yogur estilo griego de sabor natural con bajo
   contenido de grasa
¼ taza de avena tradicional sin cocer
½ banana grande, en rebanadas
⅛ cucharadita de canela molida

Ablande la mantequilla en el horno de microondas durante
15 segundos. Vierta el yogur en un tazón y agréguele la
mantequilla de almendra, la avena y la banana. Espolvoree
canela por encima.

Información Nutricional *(cantidad por porción)*	
Calorías	337
Grasas totales	12 g
Grasas saturadas	3 g
Grasas poliinsaturadas	2 g
Grasas monoinsaturadas	6 g
Colesterol	8 mg
Sodio	65 mg
Potasio	579 mg
Carbohidratos totales	48 g
Fibra alimentaria	7 g
Azúcares	11 g
Proteínas	25 g
Calcio 23% • Magnesio 21%	

Sándwich abierto para desayuno
Rinde 1 porción

1½ cucharadita de aceite de oliva extra virgen

2 claras de huevo batidas

½ taza de espinaca

Pimienta negra machacada, al gusto

1 cucharadita de mostaza oriental

1 rebanada de pan de trigo 100% integral

2 rebanadas gruesas de tomate

1 rebanada delgada de queso cheddar con bajo contenido de grasa

Precaliente el horno o tostador a más de 400°F. Caliente una sartén antiadherente pequeña a fuego medio. Coloque aceite en la sartén caliente, y cuando se caliente, agregue las claras. Revuelva las claras mientras se cocinan, incorpore la espinaca y sazone con pimienta al gusto. Unte la mostaza sobre el pan, agregue el tomate y los huevos revueltos, y cubra con queso. Caliente en el horno hasta que se derrita el queso (unos 2 minutos).

Información Nutricional (cantidad por porción)	
Calorías	286
Grasas totales	12 g
Grasas saturadas	3 g
Grasas poliinsaturadas	3 g
Grasas monoinsaturadas	6 g
Colesterol	6 mg
Sodio	515 mg
Potasio	344 mg
Carbohidratos totales	27 g
Fibra alimentaria	4 g
Azúcares	0.1 g
Proteínas	20 g
Calcio 15% • Magnesio 15%	

Omelet de brócoli

Rinde 1 porción

2 claras de huevo

1 huevo entero

2 cucharadas de aceite de oliva extra virgen

½ taza de brócoli picado

1 diente de ajo grande picado

⅛ cucharadita de chile en hojuelas

¼ taza de queso feta con bajo contenido de grasa

Pimienta negra machacada

Bata las claras y el huevo en un tazón pequeño. Caliente una sartén antiadherente pequeña a fuego medio. Coloque 1 cucharada de aceite en la sartén caliente y, cuando se caliente, agregue el brócoli. Cocine durante 2 minutos antes de agregar el ajo, el chile y la pimienta negra al gusto. Continúe la cocción durante 2 minutos más, retire la preparación de la sartén y colóquela en un tazón aparte. Baje el fuego, agregue la cucharada restante de aceite y, cuando esté caliente, agregue los huevos batidos. Cuando comiencen a formarse burbujas y despegarse de los bordes (unos 30 segundos después), voltee la omelet y de inmediato vierta sobre una mitad la preparación de brócoli y el queso feta. Doble la omelet, apague el fuego y cubra la sartén con una tapa durante 2 minutos. Sirva en el momento.

Información Nutricional (cantidad por porción)	
Calorías	493
Grasas totales	41 g
Grasas saturadas	11 g
Grasas poliinsaturadas	5 g
Grasas monoinsaturadas	22 g
Colesterol	205 mg
Sodio	984 mg
Potasio	368 mg
Carbohidratos totales	6 g
Fibra alimentaria	3 g
Azúcares	0 g
Proteínas	29 g
Calcio 23% • Magnesio 6%	

Frittata de verduras con cebollas caramelizadas

Rinde 6 porciones

CEBOLLAS CARAMELIZADAS

1 cucharada de aceite de oliva extra virgen

1 cebolla blanca pequeña, en rebanadas finas

¼ cucharadita de azúcar morena

⅛ cucharadita de pimienta negra machacada

FRITTATA

2 o 3 cucharadas de aceite de oliva extra virgen

1½ taza de zucchinis picados

1 diente de ajo picado

1 taza de hongos criminis rebanados finos

2 o 3 cucharadas de albahaca fresca picada fina

1 cucharada de perejil fresco picado o 1 cucharadita de perejil
  seco

2 tazas de espinaca

4 huevos enteros

5 claras de huevo

½ taza de leche descremada al 1%

½ taza de queso pepperjack con bajo contenido de grasa, rallado
  grueso

⅛ cucharadita de sal marina

Pimienta negra machacada

Precaliente el horno a 350°F.

Para caramelizar las cebollas, caliente una cacerola mediana a fuego medio. Vierta en ella el aceite y, cuando se caliente, agregue las cebollas, el azúcar y la pimienta. Deje que la cebolla "sude", y muévala con intervalos de unos minutos para evitar que se queme, hasta que quede de color marrón claro y blanda (unos 10 minutos). Apague el fuego y cubra la cacerola hasta que quede listo para servir.

Comience a preparar la frittata: caliente un recipiente grande sobre fuego medio y coloque el aceite. Eche los zucchinis y cocine durante alrededor de un minuto. Agregue el ajo y cocine 2 o 3 minutos más antes de agregar los hongos, la albahaca y el perejil. Cocine las verduras un minuto más, espolvoree sal y pimienta (los hongos sueltan agua y no se doran si agrega la sal al principio). Mezcle, apague el fuego y agregue la espinaca.

En un tazón grande, bata juntos los huevos, las claras de huevo, la leche, el queso rallado, la sal y la pimienta.

Rocíe con aceite de oliva un molde para pastel redondo de 9 pulgadas. Vierta los ingredientes salteados y luego la mezcla de huevo. Coloque el molde en la rejilla intermedia del horno y cocine durante 20 a 25 minutos, o hasta que al insertar un cuchillo en el centro, este salga limpio (¡los huevos se pueden recocer rápidamente, así que vigílelos!).

Información Nutricional (cantidad por porción)	
Calorías	197
Grasas totales	14 g
Grasas saturadas	4 g
Grasas poliinsaturadas	2 g
Grasas monoinsaturadas	7 g
Colesterol	135 mg
Sodio	394 mg
Potasio	329 mg
Carbohidratos totales	6 g
Fibra alimentaria	1 g
Azúcares	2 g
Proteínas	14 g
Calcio 18% • Magnesio 7%	

Huevos revueltos con verduras

Rinde 4 porciones

1 taza de hojas verdes variadas (tales como coles silvestres, hojas
   de mostaza y col rizada)

¼ taza de cebolla roja picada

¼ taza de pimiento rojo picado

½ taza de brócoli picado

2 cucharadas de aceite de oliva extra virgen

2 cucharadas de agua

1 diente de ajo grande picado

3 huevos enteros

3 claras de huevo

⅛ cucharadita de sal marina

Una pizca de pimienta negra machacada

Lave las hojas verdes y séquelas con palmaditas, quite la parte
gruesa de los tallos y corte las hojas en trozos de 1 pulgada.
Pique la cebolla, el pimiento y el brócoli en trozos pequeños, de
aproximadamente el mismo tamaño.

Caliente una sartén antiadherente grande a fuego de medio a
alto y agregue el aceite cuando la sartén esté caliente. Agregue
las hojas verdes cuando el aceite esté caliente y saltéelas durante
unos 3 minutos o hasta que las hojas empiecen a suavizarse.
Vierta el agua en la sartén, cubra con una tapa y cocine al
vapor durante 2 o 3 minutos. Retire la tapa, agregue el brócoli,
el pimiento, la cebolla y el ajo. Mientras tanto, en un tazón
mediano, bata juntos los huevos, las claras de huevo, sal y
pimienta. Cuando la cebolla esté traslúcida, agregue la mezcla
de huevo batido. Revuelva para romper de manera uniforme y
distribuir los huevos. Cocine hasta que los huevos ya no estén
líquidos, pero aún estén ligeramente húmedos, apague el fuego
y sirva en el momento.

Información Nutricional (cantidad por porción)	
Calorías	145
Grasas totales	11 g
Grasas saturadas	2 g
Grasas poliinsaturadas	2 g
Grasas monoinsaturadas	7 g
Colesterol	139 mg
Sodio	178 mg
Potasio	196 mg
Carbohidratos totales	4 g
Fibra alimentaria	1 g
Azúcares	0.7 g
Proteínas	9 g
Calcio 5% • Magnesio 3%	

Huevos revueltos estilo mediterráneo
Rinde 1 porción

2 cucharadas de aceite de oliva extra virgen

⅛ taza de cebolla roja picada

1 diente de ajo mediano picado

¼ taza de pimiento rojo en rebanadas

¼ taza de corazones de alcachofa de lata lavados, escurridos y picados

2 claras de huevo

1 huevo entero

⅛ cucharadita de orégano seco

⅛ cucharadita de pimienta negra machacada

⅛ taza de queso feta con bajo contenido de grasa

Caliente una sartén antiadherente pequeña a fuego medio. Agregue aceite a la sartén caliente y, cuando se caliente, agregue la cebolla y el ajo. Cocine durante 1 minuto antes de agregar las tiras de pimiento y los corazones de alcachofa. Saltee las verduras otros 3 minutos o hasta que la cebolla esté traslúcida y el pimiento se haya ablandado. En un tazón pequeño, bata las claras de huevo y el huevo, y sazone con orégano y pimienta negra. Vierta los huevos y mezcle con una espátula. Cocine entre 3 y 4 minutos, o hasta que las claras ya no estén líquidas. Retire del fuego, adorne con queso feta y cubra hasta que el queso se empiece a derretir. Sirva en el momento.

Información Nutricional *(cantidad por porción)*	
Calorías	424
Grasas totales	37 g
Grasas saturadas	8 g
Grasas poliinsaturadas	5 g
Grasas monoinsaturadas	22 g
Colesterol	195 mg
Sodio	572 mg
Potasio	179 mg
Carbohidratos totales	5 g
Fibra alimentaria	1 g
Azúcares	1 g
Proteínas	21 g
Calcio 11% • Magnesio 2%	

Panecillos con huevo
Rinde 6 porciones

4 tazas de espinaca picada

½ taza de pimiento verde picado

½ taza de pimiento rojo picado

4 cucharadas de cebolla verde picada, sin los extremos blancos

14 claras de huevo

3 huevos enteros

⅛ cucharadita de chile en hojuelas

¼ cucharadita de orégano seco

2 cucharadas de perejil fresco picado fino

⅛ cucharadita de pimienta negra machacada

Una pizca de pimentón

Precaliente el horno a 375°F. Coloque todas las verduras en un tazón grande y haga una mezcla uniforme. En un tazón grande aparte, bata las claras de huevo, los huevos enteros, las hojuelas de chile, el orégano, el perejil, la pimienta y el pimentón. Rocíe el molde para bollos con aceite de oliva en aerosol, asegurándose de cubrir los lados. Utilice una cuchara para rellenar con las verduras los moldes de bollo, hasta la mitad. Vierta aproximadamente ⅓ de taza de mezcla de huevo en cada molde de bollo, lentamente para que no se muevan las verduras. Coloque el molde para bollos en la parrilla media del horno y hornee durante 25 a 30 minutos, o hasta que los huevos ya no estén líquidos en el medio. Retire del horno inmediatamente para evitar que se recuezan o resequen los huevos. Sírvalos calientes.

Información Nutricional *(cantidad por porción)*	
Calorías	93
Grasas totales	3 g
Grasas saturadas	1 g
Grasas poliinsaturadas	1 g
Grasas monoinsaturadas	1 g
Colesterol	93 mg
Sodio	181 mg
Potasio	252 mg
Carbohidratos totales	4 g
Fibra alimentaria	1 g
Azúcares	1 g
Proteínas	14 g
Calcio 4% • Magnesio 6%	

Omelet de verduras

Rinde 1 porción

1 cucharada de aceite de oliva extra virgen

¼ taza de brócoli picado en trozos grandes

2 cucharadas de cebolla roja picada

1 diente de ajo picado

¼ taza de zucchini picado

2 claras de huevo

1 huevo entero

⅛ taza de queso cheddar con bajo contenido de grasa, rallado

⅛ cucharadita de sal marina

⅛ cucharadita de pimienta negra machacada

Caliente una sartén antiadherente mediana a fuego medio y, cuando se haya calentado, agregue el aceite. Cuando el aceite esté caliente, agregue el brócoli y cocine un minuto antes de agregar la cebolla, el ajo y el zucchini. Saltee entre 3

y 4 minutos. En un tazón pequeño, bata las claras de huevo
y el huevo entero, y sazone con sal y pimienta. Reduzca la
temperatura a fuego bajo y agregue los huevos batidos a la
sartén con verduras, asegurándose de inclinar la sartén para que
los huevos cubran las verduras de manera uniforme. Después
de 30 minutos, apague el fuego, voltee el omelet y extienda
el queso en la mitad del omelet. Doble la otra mitad sobre el
queso y cubra la sartén con una tapa. Cocine al vapor durante
1 a 2 minutos o hasta que se derrita el queso. Sirva en el
momento.

Información Nutricional (cantidad por porción)	
Calorías	279
Grasas totales	20 g
Grasas saturadas	4 g
Grasas poliinsaturadas	3 g
Grasas monoinsaturadas	12 g
Colesterol	186 mg
Sodio	580 mg
Potasio	313 mg
Carbohidratos totales	6 g
Fibra alimentaria	2 g
Azúcares	0.8 g
Proteínas	20 g
Calcio 12% • Magnesio 5%	

Burrito de huevo
Rinde 1 porción

1 cucharada de aceite de oliva extra virgen

2 cucharadas de cebolla blanca picada

1 diente de ajo picado

2 claras de huevo

1 huevo entero

1 taza de espinaca

⅛ taza de queso cheddar con bajo contenido de grasa, rallado

Pimienta negra machacada

1 tortilla 100% integral

¼ taza de frijoles negros de lata lavados y escurridos

1 cucharada de cilantro fresco picado

¼ taza de tomate pera picado

1 cucharada de salsa preparada con bajo contenido de sodio
(opcional)

Caliente el aceite en una sartén mediana a fuego medio.
Agregue la cebolla y el ajo, y cocine aproximadamente
30 segundos. Mientras tanto, bata las claras de huevo y el huevo
entero. Agregue los huevos, la espinaca, el queso y la pimienta.
Cocine hasta que las claras dejen de estar líquidas, entre 2 y 3
minutos aproximadamente. Retire la sartén del fuego.

Caliente la tortilla en una plancha a fuego medio. Coloque los
frijoles en una olla pequeña y hiérvalos a fuego lento. Coloque
la tortilla caliente en un plato y con una cuchara coloque los
frijoles en línea en el centro de la tortilla. Agregue la mezcla
de verduras y huevo, y adorne con cilantro, tomate y salsa (si
decide usarla). Doble para dar forma al burrito y disfrute en el
momento.

Información Nutricional (cantidad por porción)	
Calorías	460
Grasas totales	24 g
Grasas saturadas	4 g
Grasas poliinsaturadas	3 g
Grasas monoinsaturadas	12 g
Colesterol	189 mg
Sodio	709 mg
Potasio	518 mg
Carbohidratos totales	39 g
Fibra alimentaria	9 g
Azúcares	1 g
Proteínas	28 g
Calcio 14% • Magnesio 16%	

Panqueques de harina integral

Rinde 4 porciones (aproximadamente ocho panqueques de 4 pulgadas)

1 cucharadita de extracto de vainilla

1 banana pequeña en puré

2 tazas de leche de almendras sin endulzar

¼ taza de puré de manzana sin endulzar

1¼ taza de harina integral

¼ taza de avena tradicional

2 cucharaditas de polvo de hornear

¼ cucharadita de sal marina

½ cucharadita de canela molida

3 cucharadas de azúcar moreno

½ taza de nueces o almendras tostadas picadas

En un tazón mediano, mezcle los ingredientes húmedos. En un tazón aparte, más grande, mezcle los ingredientes secos. Agregue los ingredientes húmedos a los ingredientes secos y mezcle bien hasta obtener una consistencia homogénea.

Caliente a fuego medio una plancha para asar y luego cubra con aceite de oliva en aerosol. Use un cucharón para verter la masa en la sartén y cocine los panqueques entre 2 y 3 minutos. Voltéelos cuando empiecen a formar burbujas en la superficie y siga cocinando un minuto aproximadamente. Retírelos del fuego y apílelos en un plato cubierto hasta haber hecho todos los panqueques. Sirva en el momento.

Sugerencia para servir: sirva con fruta fresca picada y 2 cucharadas de jarabe de arce por porción.

Información Nutricional (cantidad por porción)	
Calorías	301
Grasas totales	10 g
Grasas saturadas	1 g
Grasas poliinsaturadas	2 g
Grasas monoinsaturadas	5 g
Colesterol	0 mg
Sodio	483 mg
Potasio	372 mg
Carbohidratos totales	55 g
Fibra alimentaria	9 g
Azúcares	14 g
Proteínas	9 g
Calcio 29% • Magnesio 18%	

Tostada francesa saludable
Rinde 4 porciones

4 claras de huevo

1 huevo entero

1 taza de leche de almendras sin endulzar

½ cucharadita de canela molida

1 cucharadita de extracto de vainilla

¼ cucharadita de nuez moscada molida

½ cucharadita de stevia en polvo

8 rebanadas de pan integral (por lo menos de ½ a 1 pulgada)

En un tazón poco profundo, bata las claras de huevo, el huevo entero, la leche de almendras, la canela, la vainilla, la nuez moscada y la stevia. Remoje cada rebanada de pan en la mezcla durante aproximadamente 1 minuto de cada lado, para que el pan absorba el líquido y los sabores. Caliente una plancha hasta que esté muy caliente y cubra con aceite de oliva en aerosol. Coloque la rebanada de pan remojada sobre la plancha y cocine aproximadamente 3 minutos de cada lado o hasta que quede dorada y crujiente. Sirva en el momento.

Sugerencia para servir: sirva con fruta fresca, yogur o 2 cucharadas de jarabe de arce por porción.

Información Nutricional (cantidad por porción)	
Calorías	305
Grasas totales	7 g
Grasas saturadas	1 g
Grasas poliinsaturadas	3 g
Grasas monoinsaturadas	2 g
Colesterol	46 mg
Sodio	438 mg
Potasio	412 mg
Carbohidratos totales	49 g
Fibra alimentaria	6 g
Azúcares	0.3 g
Proteínas	15 g
Calcio 9% • Magnesio 20%	

Almuerzo

Las siguientes recetas para el almuerzo están repletas de frutas, verduras y proteínas saludables, que ofrecen muchas opciones para la comida del mediodía. ¡No caiga en la tentación de omitir el almuerzo para bajar el consumo de calorías! Al hacerlo, el nivel de azúcar en la sangre se desploma y el metabolismo se vuelve lento. Comer alimentos saludables a intervalos regulares asegura que el nivel de azúcar en la sangre se mantenga estable y que el metabolismo queme calorías de manera constante. ¿Ha notado que siente mucho apetito cerca de la hora del almuerzo? Asegúrese de consumir suficientes proteínas en el desayuno y en el almuerzo.

Insalata di farro (Ensalada de farro)
Rinde 6 porciones

½ taza de zucchini asado picado (ver a continuación)

2 tazas de farro italiano semiperlado

8 onzas de queso mozzarella fresco picado

1 lata (de 8 onzas) de pimientos rojos asados, picados

2 cucharadas de perejil fresco picado fino

2 cucharadas de albahaca fresca finamente picada

⅛ cucharadita de mejorana seca

El jugo de ½ limón

2 cucharadas de aceite de oliva extra virgen

¼ cucharadita de sal marina

½ cucharadita de pimienta negra machacada

ZUCCHINI ASADOS

2 zucchinis cortados a lo largo en rebanadas de ¼ de pulgada

4 cucharadas de aceite de oliva extra virgen

4 cucharadas de vinagre balsámico

¼ cucharadita de pimienta negra machacada

½ cucharadita de hierbas italianas secas

Para asar los zucchinis, precaliente el horno a 400°F. Cubra una bandeja para hornear con aceite de oliva en aerosol y coloque las rebanadas de zucchini. Rocíe con aceite de oliva y vinagre balsámico, y luego espolvoree pimienta y hierbas secas. Coloque en la parrilla media del horno y cocine hasta que el zucchini empiece a arrugarse y esté blando al tacto, entre 8 y 10 minutos.

Mientras tanto, hierva una olla grande de agua y agregue un chorrito de aceite de oliva para evitar que el farro se pegue. Agregue el farro al agua hirviendo y cocine entre 20 y 30 minutos o hasta que esté *al dente*. Con un colador, escurra y vierta el farro en un tazón grande.

Mezcle los zucchinis asados y los demás ingredientes con el farro cocido. Mezcle bien y sirva en el momento. Al servir este plato caliente, el queso mozzarella se derrite, pero también puede servirse frío.

CONSEJOS ÚTILES

• El farro es un grano integral fácil de cocinar y con muchas aplicaciones culinarias. Asegúrese de obtener la variedad semiperlada, para que se cocine rápidamente. De lo contrario, es necesario que lo deje en remojo toda la noche.

• Si no le resulta fácil conseguir mejorana, sustitúyala por orégano, que es de la misma familia.

Nota personal de la chef Anna: la primera vez que probé el farro fue cuando tomé clases de cocina en Italia. Me enamoré de su textura y sabor, y deseaba compartirlo con otras personas cuando volví a los Estados Unidos, porque aquí casi no se usa. Este plato es fresco y la combinación de sabores es deliciosa. ¡Mi familia siempre me pide que lo prepare y nunca deja de ser un éxito en las reuniones!

Información Nutricional (cantidad por porción)	
Calorías	189
Grasas totales	8 g
Grasas saturadas	4 g
Grasas poliinsaturadas	0.3 g
Grasas monoinsaturadas	2 g
Colesterol	22 mg
Sodio	757 mg
Potasio	195 mg
Carbohidratos totales	24 g
Fibra alimentaria	4 g
Azúcares	0.5 g
Proteínas	13 g
Calcio 26% • Magnesio 5%	

Ensalada asiática de quinua

Rinde 6 porciones

2 tazas de quinua sin cocer

4 tazas de caldo de verduras con bajo contenido de sodio

1 taza de frijoles de soya verdes sin vaina

¼ taza de cebolla verde picada

1½ cucharadita de menta fresca finamente picada

½ taza de zanahoria picada

½ taza de pimiento rojo picado

⅛ cucharadita de chile en hojuelas

½ cucharadita de cáscara de naranja rallada

2 cucharadas de albahaca tailandesa fresca finamente picada

El jugo de ½ naranja

1 cucharadita de ajonjolí

1 cucharada de aceite de ajonjolí

1 cucharada de aceite de oliva extra virgen

⅛ cucharadita de pimienta negra machacada

Enjuague la quinua (si no viene enjuagada). En una olla pequeña, lleve a hervor la quinua y el caldo de verduras a fuego alto. Reduzca el fuego a bajo y deje hervir entre 10 y 15 minutos, o hasta que se haya absorbido la mayor parte del líquido. La quinua cocida debería estar ligeramente *al dente:* los granos están listos cuando la mayoría se han desenrollado y se puede ver el germen. Deje reposar en la olla tapada durante unos 5 minutos. Afloje suavemente con un tenedor y transfiera la quinua cocida a un tazón grande y mezcle los ingredientes restantes. Enfríe a temperatura ambiente y sirva. Este plato también puede servirse frío.

Información Nutricional *(cantidad por porción)*	
Calorías	331
Grasas totales	10 g
Grasas saturadas	0.7 g
Grasas poliinsaturadas	2 g
Grasas monoinsaturadas	3 g
Colesterol	0 mg
Sodio	103 mg
Potasio	95 mg
Carbohidratos totales	50 g
Fibra alimentaria	6 g
Azúcares	7 g
Proteínas	11 g
Calcio 3% • Magnesio 2%	

Ensalada de pasta con pollo
Rinde 6 porciones

8 onzas de pasta penne integral

1 pechuga de pollo (de 6 onzas) deshuesada y sin piel

1 taza de uvas rojas sin semillas, cortadas por la mitad

¼ taza de nuez picada

1 cucharada de vinagre de vino tinto

½ taza de apio picado

½ taza de yogur estilo griego de sabor natural con bajo
   contenido de grasa

½ cucharadita de pimienta negra machacada

⅛ cucharadita de sal marina

Hierva una olla grande de agua y agregue un chorrito de
aceite de oliva para evitar que la pasta se pegue. Agregue la
pasta al agua hirviendo, revuelva una vez y cocine entre 8 y
10 minutos o hasta que esté *al dente*. Escurra la pasta.

Mientras se cocina la pasta, quite la grasa que pueda tener el
pollo y córtelo en cubos pequeños. Llene aparte con agua una
olla mediana y haga hervir a fuego alto. Agregue los cubos de
pollo (el agua debe cubrirlos) y hierva entre 5 y 6 minutos.

Escurra la pasta y el pollo. En un tazón grande, agregue a
la pasta y el pollo el resto de los ingredientes y mezcle bien.
Refrigere entre 20 y 30 minutos antes de servir.

VARIACIÓN

- Sustituya el pollo cocido por salmón común o atún en lata.
  Solo asegúrese de buscar el pescado enlatado en agua, no en
  aceite, sin sal agregada.

Información Nutricional (cantidad por porción)	
Calorías	115
Grasas totales	4 g
Grasas saturadas	0.5 g
Grasas poliinsaturadas	3 g
Grasas monoinsaturadas	0.6 g
Colesterol	16 mg
Sodio	84 mg
Potasio	165 mg
Carbohidratos totales	11 g
Fibra alimentaria	2 g
Azúcares	3 g
Proteínas	10 g
Calcio 4% • Magnesio 7%	

Ensalada saludable de pasta estilo italiano

Rinde 4 porciones

4 tazas de pasta penne integral
¼ taza de piñones tostados
2 tazas de tomates cereza cortados por la mitad
1 taza de queso mozzarella fresco picado
1 puñado de albahaca fresca picada gruesa
4 cucharadas de aceite de oliva extra virgen
Una pizca de sal marina
⅛ cucharadita de pimienta negra machacada

Hierva una olla grande de agua y agregue un chorrito de aceite de oliva para evitar que la pasta se pegue. Agregue la pasta al agua hirviendo, revuelva una vez y cocine entre 8 y 10 minutos o hasta que esté *al dente*. Escurra la pasta.

Para tostar los piñones, caliente una plancha grande a fuego medio-alto. Agregue los piñones y revuelva con frecuencia para que no se quemen. Tueste durante aproximadamente 2 minutos o hasta que las frutas secas huelan a mantequilla y estén doradas por fuera. Retírelos inmediatamente de la sartén.

En un tazón grande, mezcle la pasta cocida con los ingredientes restantes. La pasta caliente derrite ligeramente el queso.

Información Nutricional	(cantidad por porción)
Calorías	388
Grasas totales	15 g
Grasas saturadas	5 g
Grasas poliinsaturadas	3 g
Grasas monoinsaturadas	6 g
Colesterol	22 mg
Sodio	254 mg
Potasio	72 mg
Carbohidratos totales	45 g
Fibra alimentaria	5 g
Azúcares	4 g
Proteínas	18 g
Calcio 27% • Magnesio 6%	

Glaseado balsámico

Rinde 6 porciones (2 cucharadas)

2 tazas de vinagre balsámico

En una cacerola grande, caliente el vinagre balsámico a fuego lento entre 25 y 30 minutos. Solo caliente a fuego lento, no deje que hierva. Para probar, sumerja una cuchara de madera en el glaseado; si pasa el dedo sobre la parte posterior de la cuchara, debe dejar una línea definida. Deje enfriar y guárdelo en una botella flexible para rociarlo sobre las ensaladas, los platos principales y los postres.

Información Nutricional (cantidad por porción)	
Calorías	85
Grasas totales	0 g
Grasas saturadas	0 g
Grasas poliinsaturadas	0 g
Grasas monoinsaturadas	0 g
Colesterol	0 mg
Sodio	53 mg
Potasio	0 mg
Carbohidratos totales	21 g
Fibra alimentaria	0 g
Azúcares	0 g
Proteínas	0 g
Calcio 0% • Magnesio 0%	

Vinagreta básica

Rinde 6 porciones (2 cucharadas)

½ cucharadita de mostaza Dijon o mostaza oriental

½ cucharadita de mermelada con contenido reducido de azúcar (de cualquier fruta)

¼ taza de vinagre balsámico (dulce) o vinagre de vino tinto (ácido)

½ taza de aceite de oliva extra virgen

⅛ cucharadita de sal marina

Pimienta negra machacada

En un tazón pequeño, bata la mostaza, la mermelada y el vinagre. Rocíe el aceite muy lentamente y siga batiendo la mezcla (el batir constantemente emulsiona el aceite y el vinagre, lo cual dispersa las gotitas de uno en el otro, y se forma un aderezo espeso). Agregue sal y pimienta. Guarde en un frasco o recipiente hermético si no lo usa en el momento.

Nota: se recomienda que la base de la vinagreta hecha en casa se prepare con 1 parte de vinagre u otro ingrediente ácido, como jugo de limón, de lima o de naranja y 2 partes de aceite.

Información Nutricional (cantidad por porción)	
Calorías	170
Grasas totales	19 g
Grasas saturadas	3 g
Grasas poliinsaturadas	3 g
Grasas monoinsaturadas	13 g
Colesterol	0 mg
Sodio	62 mg
Potasio	1 mg
Carbohidratos totales	3 g
Fibra alimentaria	0 g
Azúcares	0.8 g
Proteínas	0 g
Calcio 0% • Magnesio 0%	

Vinagreta de limón con miel

Rinde 6 porciones (2 cucharadas)

El jugo de 3 limones (aproximadamente ¼ taza)

1 cucharada de miel

1 cucharadita de tomillo fresco picado

⅛ cucharadita de sal marina

⅛ cucharadita de pimienta negra machacada

½ taza de aceite de oliva extra virgen

En un tazón pequeño, bata el jugo de limón, la miel, el tomillo, la sal y la pimienta. Rocíe el aceite muy lentamente y siga batiendo la mezcla. Guarde en un recipiente o frasco hermético si no la usa en el momento.

Información Nutricional *(cantidad por porción)*	
Calorías	173
Grasas totales	19 g
Grasas saturadas	3 g
Grasas poliinsaturadas	3 g
Grasas monoinsaturadas	13 g
Colesterol	0 mg
Sodio	49 mg
Potasio	15 mg
Carbohidratos totales	4 g
Fibra alimentaria	0.1 g
Azúcares	3 g
Proteínas	0.1 g
Calcio 0.1% • Magnesio 0.2%	

Vinagreta de limón
Rinde 6 porciones (2 cucharadas)

El jugo de 3 limones (aproximadamente ¼ taza)

1 cucharada de mostaza Dijon

1 cucharadita de perejil fresco picado

⅛ cucharadita de sal marina

⅛ cucharadita de pimienta negra machacada

½ taza de aceite de oliva extra virgen

En un tazón pequeño, bata el jugo de limón, la mostaza, el perejil, la sal y la pimienta. Rocíe el aceite muy lentamente y siga batiendo la mezcla. Guarde en un recipiente o frasco hermético para usarla en el futuro.

Información Nutricional (cantidad por porción)	
Calorías	102
Grasas totales	10 g
Grasas saturadas	1 g
Grasas poliinsaturadas	3 g
Grasas monoinsaturadas	7 g
Colesterol	0 mg
Sodio	79 mg
Potasio	81 mg
Carbohidratos totales	9 g
Fibra alimentaria	3 g
Azúcares	3 g
Proteínas	0.7 g
Calcio 3% • Magnesio 2%	

Vinagreta balsámica con ajo
Rinde 6 porciones (2 cucharadas)

½ cucharadita de mostaza

1 diente de ajo grande picado fino

½ cucharadita de mermelada de frambuesa con contenido
reducido de azúcar

¼ taza de vinagre balsámico

½ taza de aceite de oliva extra virgen

Una pizca de orégano seco

⅛ cucharadita de sal marina

Pimienta negra machacada

En un tazón pequeño, bata la mostaza, el ajo, la mermelada
y el vinagre. Rocíe el aceite muy lentamente y siga batiendo la
mezcla. Agregue el orégano, sal y pimienta.

Información Nutricional *(cantidad por porción)*	
Calorías	66
Grasas totales	7 g
Grasas saturadas	1 g
Grasas poliinsaturadas	1 g
Grasas monoinsaturadas	5 g
Colesterol	0 mg
Sodio	90.1 mg
Potasio	3.7 mg
Carbohidratos totales	1.2 g
Fibra alimentaria	0.1 g
Azúcares	0 g
Proteínas	0 g
Calcio 0.2% • Magnesio 0.1%	

Ensalada mexicana para el verano
Rinde 6 porciones

3 cabezas de lechuga romana picada

5 tomates pera grandes picados

1½ taza de pepino en rodajas, sin pelar

¼ taza de cebolla blanca cortada en rodajas finas

¼ taza de jugo de lima fresca

⅛ taza de aceite de oliva extra virgen

Sal marina

Pimienta negra machacada

En un tazón grande, ponga la lechuga, el tomate, el pepino y la cebolla. Vierta el jugo de limón y el aceite sobre la ensalada y mezcle bien. Sazone al gusto con sal y pimienta.

Nota personal de la chef Anna: cuando era pequeña, mi madre hacía esta ensalada para mis hermanas y para mí como guarnición de muchos platos mexicanos tradicionales. Es sencilla, fácil de preparar, nutritiva y se adapta a muchas comidas.

Información Nutricional *(cantidad por porción)*	
Calorías	78
Grasas totales	5 g
Grasas saturadas	0.7 g
Grasas poliinsaturadas	0.6 g
Grasas monoinsaturadas	3 g
Colesterol	0 mg
Sodio	61 mg
Potasio	405 mg
Carbohidratos totales	9 g
Fibra alimentaria	2 g
Azúcares	0.2 g
Proteínas	2 g
Calcio 2% • Magnesio 5%	

Ensalada romana asada con vinagreta balsámica con ajo

Rinde 4 porciones

2 cucharadas de aceite de oliva

1 cabeza de lechuga romana (aproximadamente 12 hojas)

¼ taza de queso feta

½ taza de tomates cereza cortados por la mitad

¼ taza de nueces picadas

Vinagreta balsámica con ajo (página 93)

Separe las hojas de la lechuga romana, lávelas y séquelas. Caliente la parrilla a fuego medio-alto, aplique con una brocha aceite en ambos lados de las hojas de lechuga y colóquelas en la parrilla. Vigílelas con atención y voltéelas a menudo, porque las hojas se marchitan rápidamente. Cuando sean visibles las marcas de la parrilla, retire las hojas y colóquelas en cuatro platos (tres hojas por plato). Sobre la lechuga asada coloque el queso, los tomates y las nueces. Rocíe con 2 cucharadas de vinagreta balsámica y sirva.

Información Nutricional (cantidad por porción)*	
Calorías	152 (218)
Grasas totales	14 g (21 g)
Grasas saturadas	3 g (4 g)
Grasas poliinsaturadas	4 g (5 g)
Grasas monoinsaturadas	6 g (11 g)
Colesterol	8 mg (8 mg)
Sodio	109 mg (199 mg)
Potasio	126 mg (130 mg)
Carbohidratos totales	5 g (6 g)
Fibra alimentaria	1 g (1 g)
Azúcares	1 g (1 g)
Proteínas	3 g (3 g)
Calcio 7% (7%) • Magnesio 4% (4%)	

* Los números entre paréntesis son las cifras de la vinagreta.

Ensalada Cobb saludable con vinagreta básica
Rinde 4 porciones

4 tiras de tocino de pavo

5 tazas de espinaca

1 taza de hongos criminis rebanados

½ taza de zanahoria rallada

½ pepino grande cortado en rebanadas

½ lata (de 15 onzas) de frijoles alubias, lavados y escurridos

1 aguacate grande sin la semilla, pelado y picado

⅓ taza de queso azul desmenuzado

Vinagreta básica (página 90)

Caliente una sartén antiadherente mediana a fuego medio y cubra con aceite de oliva en aerosol. Agregue el tocino de pavo, cocine hasta que se dore y luego voltee y siga cocinando entre 5 y 6 minutos. Retire y deje reposar sobre una tabla de picar. Desmenuce con la mano el tocino de pavo frío o córtelo en trozos grandes.

Coloque la espinaca en una fuente grande para servir. Luego, coloque los hongos, la zanahoria, el pepino, las alubias, el aguacate, el queso azul y el tocino de pavo en filas sobre la espinaca. Sirva con vinagreta como guarnición.

CONSEJOS SALUDABLES

• Por su sabor fuerte, un poco de queso azul ya hace notar su presencia, por lo que se incluye una pequeña cantidad de este ingrediente con alto contenido de grasa.

• Para variar, sustituya el queso azul con queso feta. Tiene un sabor más suave y su contenido de grasa es considerablemente más bajo.

Información Nutricional (cantidad por porción)*	
Calorías	232 (402)
Grasas totales	14 g (33 g)
Grasas saturadas	4 g (7 g)
Grasas poliinsaturadas	1 g (4 g)
Grasas monoinsaturadas	5 g (18 g)
Colesterol	23 mg (23 mg)
Sodio	612 mg (674 mg)
Potasio	797 mg (798 mg)
Carbohidratos totales	19 g (21 g)
Fibra alimentaria	9 g (9 g)
Azúcares	1 g (2 g)
Proteínas	11 g (11 g)
Calcio 13% (13%) • Magnesio 18% (18%)	

* Los números entre paréntesis son las cifras de la vinagreta.

Ensalada de granada
Rinde 4 porciones

4 tazas de rúcula

1 aguacate grande sin la semilla, pelado y picado

½ taza de hinojo cortado en rebanas finas

½ taza de peras Anjou cortadas en rebanadas finas

¼ taza de semillas de granada

Coloque todos los ingredientes en un tazón grande y agregue por último las semillas de granada. Mezcle bien, sirva con su aderezo de aceite y vinagre preferido.

CONSEJO ÚTIL

• Si tiene mandolina, utilícela para rebanar el hinojo.

Información Nutricional (cantidad por porción)	
Calorías	106
Grasas totales	7 g
Grasas saturadas	0.9 g
Grasas poliinsaturadas	0.9 g
Grasas monoinsaturadas	4 g
Colesterol	0 mg
Sodio	15 mg
Potasio	414 mg
Carbohidratos totales	12 g
Fibra alimentaria	4 g
Azúcares	4 g
Proteínas	2 g
Calcio 5% • Magnesio 7%	

Ensalada de remolacha y tomate *heirloom*
Rinde 4 porciones

1 taza de remolacha en rodajas finas

6 tazas de hojas verdes variadas

1 taza de tomate *heirloom* verde en rodajas cortadas en cuartos

¼ taza de trozos de nuez tostada

¼ taza de queso de cabra desmenuzado

¼ taza de vinagre balsámico

Pimienta negra machacada, al gusto

Quite a las remolachas sus tallos y lávelas. Corte los extremos superior e inferior de la remolacha, y luego quite la piel gruesa. Coloque las remolachas en una olla pequeña con entre ½ y 1 taza de agua, y cocine al vapor a fuego medio durante 15 minutos. Cuando estén cocidas, déjelas enfriar, luego rebánelas y corte cada rebanada en cuartos, igual que los tomates *heirloom*.

Coloque las hojas verdes en un tazón grande para ensalada y adorne con las remolachas, el tomate, las nueces y el queso de cabra. Rocíe con vinagre balsámico y muela la pimienta negra encima.

Información Nutricional (cantidad por porción)	
Calorías	168
Grasas totales	10 g
Grasas saturadas	3 g
Grasas poliinsaturadas	4 g
Grasas monoinsaturadas	2 g
Colesterol	11 mg
Sodio	257 mg
Potasio	643 mg
Carbohidratos totales	156 g
Fibra alimentaria	2 g
Azúcares	6 g
Proteínas	8 g
Calcio 9% • Magnesio 13%	

Ensalada estilo griego con vinagreta de limón
Rinde 4 porciones

4 tazas de hojas de lechuga romana picadas (aproximadamente
  2 cabezas grandes de lechuga)

½ taza de tomates cereza cortados por la mitad

¼ taza de corazones de alcachofa de lata lavados, escurridos y
  picados gruesos

¼ taza de queso feta con bajo contenido de grasa

1 cucharadita de orégano seco

10 aceitunas sin semilla, lavadas, escurridas y picadas

8 cucharadas de Vinagreta de limón (página 92)

Coloque todos los ingredientes en un tazón grande para
ensalada y mezcle bien. Sirva cada plato con 2 cucharadas de
vinagreta de limón como acompañamiento.

CONSEJO SALUDABLE

• A menudo, los corazones de alcachofa y las aceitunas vienen
  en salmueras muy saladas. Busque aquellos que tienen agua en
  lugar de aceite y sin sal agregada.

Información Nutricional (cantidad por porción)*	
Calorías	69 (171)
Grasas totales	4 g (13 g)
Grasas saturadas	2 g (3 g)
Grasas poliinsaturadas	1 g (4 g)
Grasas monoinsaturadas	0.3 g (3 g)
Colesterol	2 g (8 g)
Sodio	311 mg (401 mg)
Potasio	255 mg (259 mg)
Carbohidratos totales	7 g (7 g)
Fibra alimentaria	3 g (4 g)
Azúcares	0.8 g (0.8 g)
Proteínas	3 g (3 g)
Calcio 10% (10%) • Magnesio 4% (4%)	

* Los números entre paréntesis son las cifras de la vinagreta.

Ensalada caprese con glaseado balsámico

Rinde 6 porciones

5 tomates corazón de buey cortados en rodajas de ½ pulgada

1 puñado de albahaca fresca

1 libra de queso mozzarella de búfala fresco en rodajas de
¼ de pulgada

5 cucharadas de Glaseado balsámico (página 89)

5 cucharadas de aceite de oliva extra virgen

Una pizca de sal marina

⅛ cucharadita de pimienta negra machacada

Coloque los tomates en rebanadas en una fuente grande.
Adorne cada rebanada con una hoja grande de albahaca y una
rebanada de queso mozzarella. Rocíe glaseado balsámico y aceite
sobre la fuente, luego espolvoree sal y pimienta.

Información Nutricional	(cantidad por porción)*
Calorías	334 (419)
Grasas totales	24 g (24 g)
Grasas saturadas	9 g (9 g)
Grasas poliinsaturadas	2 g (2 g)
Grasas monoinsaturadas	12 g (12 g)
Colesterol	43.8 mg (44 mg)
Sodio	408 mg (461 mg)
Potasio	70 mg (70 mg)
Carbohidratos totales	11 g (32 g)
Fibra alimentaria	1 g (1 g)
Azúcares	4 g (4 g)
Proteínas	19 g (19 g)
Calcio 51% (51%) • Magnesio 5% (5%)	

*Los números entre paréntesis son las cifras del glaseado.

Salsa de tomatillo asado

Rinde 16 porciones (4 cucharadas)

20 tomatillos descascarados y lavados

½ cebolla blanca pequeña cortada en trozos grandes

1 chile jalapeño grande entero sin tallo

2 dientes de ajo

¾ taza de cilantro fresco

1 taza de agua

½ cucharadita de sal marina

Caliente una parrilla a fuego medio-alto. Coloque los tomatillos enteros directamente sobre la parrilla. Vigile de cerca, rótelos cada 2 o 3 minutos y delos vuelta para que se doren por todos lados. No importa si se oscurecen o queman, eso les agrega sabor. Están en su punto cuando se sienten blandos y húmedos al tomarlos con pinzas. Coloque los tomatillos asados en una olla y cubra para que continúen cocinándose al vapor mientras termina de asar el resto de los tomatillos. Cuando estén asados todos los tomatillos, déjelos en la cacerola cubierta entre 15 y 20 minutos, hasta que terminen de enfriarse. Soltarán líquido mientras se enfrían, el cual se puede usar en lugar de agua o mezclado con agua para hacer la salsa.

En una olla pequeña, cocine a fuego alto la cebolla, el chile y el ajo hasta que empiecen a dorarse. Después de 2 minutos, agregue el líquido de los tomatillos o la mezcla de líquido y agua y cubra la cacerola. Hierva a fuego lento durante 5 minutos o hasta que se pueda insertar fácilmente un tenedor en la cebolla. Transfiera en partes la mezcla de cebolla, los tomatillos (quíteles primero la cáscara dura y deje solo la piel) y el cilantro a la licuadora; licue a velocidad baja y luego a velocidad alta, hasta que alcance una consistencia homogénea. Agregue sal al gusto a cada tanda. Guarde las tandas licuadas en un recipiente hermético.

CONSEJO ÚTIL

• La salsa es lo suficientemente suave como para usarla con pollo, enchiladas u omelets.

Información Nutricional (cantidad por porción)	
Calorías	15.4
Grasas totales	0.4 g
Grasas saturadas	0.1 g
Grasas poliinsaturadas	0.2 g
Grasas monoinsaturadas	0.1 g
Colesterol	0 mg
Sodio	1 mg
Potasio	119 mg
Carbohidratos totales	3 g
Fibra alimentaria	0.9 g
Azúcares	2 g
Proteínas	0.5 g
Calcio 0.6% • Magnesio 2%	

Salsa mexicana roja
Rinde 12 porciones (2 cucharadas)

20 chiles rojos o chiles de árbol secos

1 diente de ajo grande

½ cebolla blanca cortada en trozos grandes

2 tomates pera grandes cortados en trozos

½ taza de agua

¾ taza de cilantro fresco

¼ cucharadita de sal marina

Caliente una sartén grande a fuego alto. Agregue los chiles, el ajo, la cebolla y los tomates directamente a la sartén, sin aceite. Cuando la piel de los tomates y los chiles empiece a ennegrecerse, retire los chiles de la sartén y colóquelos en una olla pequeña con el agua. Cubra y hierva a fuego lento entre 8 y 10 minutos para ablandar los chiles. Cuando los chiles estén blandos, transfiera los ingredientes cocinados con el cilantro a una licuadora. Licue a velocidad baja y cubra con una toalla de cocina para que escape el vapor, pero la salsa no explote hacia fuera de la licuadora. Sazone con sal al gusto. Precaución: ¡Esta salsa es muy picante!

Información Nutricional *(cantidad por porción)*	
Calorías	10
Grasas totales	0.1 g
Grasas saturadas	0 g
Grasas poliinsaturadas	0 g
Grasas monoinsaturadas	0 g
Colesterol	0 mg
Sodio	132 mg
Potasio	54 mg
Carbohidratos totales	2 g
Fibra alimentaria	0.3 g
Azúcares	0 g
Proteínas	0.2 g
Calcio 0.6% • Magnesio 0.7%	

Pollo asado con salsa de frijoles negros
Rinde 4 porciones

2 tazas de frijoles negros de lata lavados y escurridos

1 manzana Granny Smith grande picada

½ cebolla roja pequeña, picada fina

1 chile serrano sin semillas, picado fino

2 cucharadas de cilantro fresco picado

El jugo de 1 lima grande

El jugo de ½ naranja

⅛ cucharadita de sal marina

⅛ cucharadita de pimienta negra machacada

4 pechugas de pollo deshuesadas y sin piel

Para hacer la salsa, coloque todos los ingredientes (excepto la sal, la pimienta y el pollo) en un tazón grande. Refrigere por lo menos una hora para que se combinen los sabores.

Caliente a fuego medio-alto una parrilla o una plancha para asar. Sazone las pechugas de pollo con sal y pimienta. Colóquelas en la parrilla y cocine entre 4 y 6 minutos de cada lado o hasta que el centro deje de estar rosado. Distribuya la salsa sobre las pechugas y sirva.

Información Nutricional (cantidad por porción)	
Calorías	251
Grasas totales	1 g
Grasas saturadas	0.2 g
Grasas poliinsaturadas	0.3 g
Grasas monoinsaturadas	0 g
Colesterol	55 mg
Sodio	232 mg
Potasio	431 mg
Carbohidratos totales	30 g
Fibra alimentaria	9 g
Azúcares	5 g
Proteínas	31 g
Calcio 4% • Magnesio 17%	

Tacos de carne de res
Rinde 4 porciones

2 cucharadas de aceite de oliva extra virgen

½ taza de cebolla blanca picada, dividida

1 taza de pimiento rojo picado

1 diente de ajo grande picado

½ libra de carne de res molida 95% magra

½ cucharadita de orégano seco

¼ cucharadita de pimienta negra machacada

¾ taza de tomate pera picado

1 cucharadita de chile jalapeño picado sin semillas (para que pique menos)

4 cucharadas de cilantro fresco picado

El jugo de ½ lima

8 tortillas de maíz (de 6 pulgadas)

4 rábanos picantes cortados en rodajas finas

Caliente el aceite en una sartén grande a fuego medioalto. Agregue ¼ de taza de cebolla, el pimiento y el ajo, y cocine durante 30 segundos. Luego, agregue la carne molida, deshaciendo los grumos con una espátula. Cocine entre 5 y 6 minutos, o hasta que la carne deje de estar rosada. Agregue el orégano y la pimienta negra mientras se cocina la carne.

En un tazón aparte, coloque el cuarto de taza restante de cebolla, el tomate, los chiles, el pimiento, el cilantro y el jugo de limón. Con ellos preparará la salsa para cubrir. Mezcle para incorporar uniformemente y deje a un costado.

Caliente las tortillas en una plancha a fuego medio. Coloque dos tortillas en cuatro platos, sirva con una cuchara la mezcla de carne sobre las tortillas, agregue salsa y los rábanos picantes en rebanadas, dóblelas y sírvalas.

Información Nutricional (cantidad por porción)	
Calorías	294
Grasas totales	13 g
Grasas saturadas	3 g
Grasas poliinsaturadas	2 g
Grasas monoinsaturadas	5 g
Colesterol	33 mg
Sodio	73 mg
Potasio	318 mg
Carbohidratos totales	31 g
Fibra alimentaria	5 g
Azúcares	2 g
Proteínas	16 g
Calcio 8% • Magnesio 1%	

Sándwich de pan pita con ensalada de pollo con curry

Rinde 4 porciones

2 pechugas de pollo (de 6 onzas) deshuesadas y sin piel

½ taza de zanahoria picada

⅓ taza de cebolla verde picada

¼ taza de pasas doradas

¾ taza de yogur estilo griego de sabor natural con bajo
contenido de grasa

1½ cucharadita de vinagre de vino tinto

1 cucharadita de curry en polvo

¼ cucharadita de canela molida

4 panes pita 100% integrales (con bolsillos)

2 hojas de lechuga romana picadas

8 tomates *heirloom* rebanados

¼ taza de almendras tostadas picadas

Quite la grasa del pollo y luego corte las pechugas en cuartos.
Llene una olla mediana con agua y llévela a hervor. Agregue
el pollo y hierva entre 8 y 10 minutos o hasta que el centro
deje de estar rosado. Escurra el pollo y deje enfriar. Coloque
en un tazón mediano la zanahoria, la cebolla verde y las pasas.
Desmenuce el pollo frío con dos tenedores y agréguelo al tazón.
Agregue el yogur, el vinagre, el curry en polvo y la canela, y
mezcle bien. Refrigere 30 minutos.

Caliente los panes pita en una sartén grande a fuego lento y
luego córtelos por la mitad y ábralos. Rellene cada bolsillo de
pan pita con la mezcla de ensalada, cubra con almendras y sirva.

Información Nutricional (cantidad por porción)	
Calorías	340
Grasas totales	7 g
Grasas saturadas	1 g
Grasas poliinsaturadas	1 g
Grasas monoinsaturadas	3 g
Colesterol	51 mg
Sodio	297 mg
Potasio	553 mg
Carbohidratos totales	41 g
Fibra alimentaria	7 g
Azúcares	3 g
Proteínas	32 g
Calcio 11% • Magnesio 14%	

Arrollados de fajitas de pollo
Rinde 4 porciones

3 cucharadas de aceite de oliva extra virgen

2 pechugas de pollo (de 6 onzas) deshuesadas y sin piel

1 cucharadita de orégano seco

⅛ cucharadita de sal marina

⅛ cucharadita de pimienta negra

½ cebolla blanca grande cortada en rebanadas finas

1 pimiento verde grande cortado en rebanadas finas

1 pimiento rojo grande cortado en rebanadas finas

4 tortillas 100% integrales

1 taza de frijoles negros enlatados, lavados y escurridos

1 taza de lechuga romana desmenuzada

4 cucharadas de yogur estilo griego de sabor natural con bajo
contenido de grasa

Caliente el aceite en una sartén grande a fuego medio.
Mientras se calienta la sartén, quite la grasa de las pechugas de
pollo, córtelas a lo largo, de aproximadamente ¼ de pulgada
de grosor, y corte las piezas más grandes por la mitad. Sazone
con orégano, sal y pimienta. Agregue el pollo a la sartén y saltee
hasta que las piezas dejen de estar rosadas en el centro, entre
5 y 6 minutos. Retire el pollo de la sartén y reserve. Agregue
la cebolla y los pimientos a la misma sartén, saltee hasta
que la cebolla esté blanda, pero no totalmente transparente,
aproximadamente 4 minutos. Caliente las tortillas en una
plancha a fuego bajo. Divida los frijoles negros, la lechuga, el
pollo y las cebollas y los pimientos salteados entre las cuatro
tortillas. Agregue el yogur, envuelva y sirva.

Información Nutricional (cantidad por porción)	
Calorías	366
Grasas totales	14 g
Grasas saturadas	2 g
Grasas poliinsaturadas	2 g
Grasas monoinsaturadas	8 g
Colesterol	35 mg
Sodio	557 mg
Potasio	317 mg
Carbohidratos totales	40 g
Fibra alimentaria	2 g
Azúcares	3 g
Proteínas	24 g
Calcio 6% • Magnesio 10%	

Arrollados de lechuga estilo asiático con salsa de cacahuate

Rinde 4 porciones

2 tazas de quinua roja sin cocer

4 tazas de caldo de verduras con bajo contenido de sodio

8 hojas grandes de lechuga francesa

1 taza de arveja china (en tercios)

1 taza de brotes de soya

½ taza de pimiento rojo picado

½ taza de zanahoria rallada

4 cucharaditas de ajonjolí

SALSA DE CACAHUATE

1 taza y 6 cucharadas de mantequilla de cacahuate crujiente

1¼ taza de caldo de verduras con bajo contenido de sodio

El jugo de ½ lima

½ cucharadita de aceite de ajonjolí

½ cucharadita de salsa de soya con bajo contenido de sodio

¼ cucharadita de jengibre molido

¼ cucharadita de vinagre de arroz

¼ cucharadita de chile en hojuelas

2 cucharadas de cebolla verde picada, sin los extremos blancos

Enjuague la quinua (si no viene enjuagada). En una olla grande tapada, lleve a hervor la quinua y el caldo de verduras a fuego alto. Reduzca el fuego a bajo y deje hervir entre 10 y 15 minutos, o hasta que se haya absorbido la mayor parte del líquido. La quinua cocida debería estar ligeramente *al dente:* los granos están listos cuando la mayoría se han desenrollado y se puede ver el germen. Deje reposar en la olla tapada durante unos 5 minutos. Afloje suavemente con un tenedor.

Coloque ½ taza de quinua cocida en cada hoja de lechuga. En un tazón mediano, coloque las arvejas chinas, los brotes de soya, el pimiento y las zanahorias. En una cacerola pequeña, combine todos los ingredientes para la salsa de cacahuate. Hierva a fuego lento y revuelva hasta que se disuelva la mantequilla de cacahuate. Vierta la salsa con las verduras picadas en el tazón. Mezcle bien y distribuya uniformemente con una cuchara sobre la quinua en cada hoja de lechuga. Espolvoree el ajonjolí sobre las verduras y sirva.

VARIACIÓN

• Use ¼ de chile jalapeño cortado en rebanadas muy finas en lugar de las hojuelas de chile.

Información Nutricional *(cantidad por porción)*	
Calorías	486
Grasas totales	15 g
Grasas saturadas	1 g
Grasas poliinsaturadas	2 g
Grasas monoinsaturadas	2 g
Colesterol	0 mg
Sodio	77 mg
Potasio	135 mg
Carbohidratos totales	73 g
Fibra alimentaria	10 g
Azúcares	10 g
Proteínas	17 g
Calcio 10% • Magnesio 9%	

Sándwich de pan pita con verduras estilo italiano
Rinde 1 porción

1 pan pita 100% integral (con bolsillo)

1 cucharada de pesto preparado

½ taza de rúcula

1 rebanada (de ¼ pulgada de grosor) de queso mozzarella fresco

1 rebanada (de ¼ de pulgada de grosor) de tomate *heirloom*

¼ taza de pimiento rojo asado (aproximadamente 2 trozos grandes del frasco)

⅛ cucharadita de pimienta negra machacada

Caliente ambos lados de los panes pita en una sartén a fuego lento. Retire del fuego, corte el pan pita por la mitad, ábralo y distribuya el pesto en el interior. Llene con rúcula, queso, tomate y pimiento rojo. Agregue encima pimienta negra.

Información Nutricional *(cantidad por porción)*	
Calorías	213
Grasas totales	11 g
Grasas saturadas	3 g
Grasas poliinsaturadas	0.4 g
Grasas monoinsaturadas	0.1 g
Colesterol	8 mg
Sodio	379 mg
Potasio	210 mg
Carbohidratos totales	23 g
Fibra alimentaria	4 g
Azúcares	2 g
Proteínas	6 g
Calcio 11% • Magnesio 8%	

Chili de pavo

Rinde 8 porciones

2 cucharadas de aceite de oliva extra virgen
½ libra de carne magra de pavo molida
½ taza de cebolla roja picada
3 dientes de ajo medianos picados
2 tazas de tomates frescos picados
1 lata (de 15 onzas) de garbanzos lavados y escurridos
1 lata (de 15 onzas) de frijoles negros lavados y escurridos
1 lata (de 15 onzas) de frijoles alubias lavados y escurridos
1 lata (de 15 onzas) de frijoles blancos lavados y escurridos
2½ tazas de zucchini picado
1 cucharada de polvo de chile
¼ cucharadita de comino molido
½ cucharadita de perejil seco
½ cucharadita de orégano seco
½ cucharadita de albahaca seca
3 tazas de caldo de pollo con bajo contenido de sodio
⅛ cucharadita de pimienta negra molida
⅛ cucharadita de sal marina
½ taza de queso cheddar con bajo contenido de grasa, rallado,
    como aderezo
¼ taza de cilantro fresco picado, como acompañamiento

Caliente el aceite en una sartén grande para saltear, a fuego entre medio y alto. Agregue el pavo molido, la cebolla y el ajo. Cocine entre 5 y 6 minutos o hasta que estén dorados, sin dejar de revolver y desmenuzando los trozos de pavo con una espátula.

Coloque el resto de ingredientes en una olla de cocción lenta de 6 cuartos de galón y luego agregue la mezcla de pavo cocinada. Mezcle bien, cubra y cocine a fuego alto durante 4 horas o a fuego lento durante 8 horas. Revise ocasionalmente y agregue un poco de agua si la mezcla se seca demasiado. Sirva en tazones y adorne con queso y cilantro.

Si no tiene una olla de cocción lenta, cocine en una olla grande con tapa, a fuego lento, en la estufa. Revise con frecuencia y agregue caldo si es necesario, ya que al calentarse mucho el chili se puede evaporar el líquido más rápido cuando se cocina en la estufa que cuando se usa una olla de cocción lenta.

Información Nutricional (cantidad por porción)	
Calorías	266
Grasas totales	11 g
Grasas saturadas	2 g
Grasas poliinsaturadas	1 g
Grasas monoinsaturadas	4 g
Colesterol	42 mg
Sodio	497 mg
Potasio	556 mg
Carbohidratos totales	24 g
Fibra alimentaria	7 g
Azúcares	3 g
Proteínas	19 g
Calcio 9% • Magnesio 8%	

Chili vegetariano
Rinde 8 porciones

3 cucharadas de aceite de oliva extra virgen

½ cebolla roja grande picada

3 dientes de ajo grandes picados

4 zucchinis pequeños picados

½ taza de pimiento rojo picado

½ taza de pimiento amarillo picado

2 latas (de 15 onzas) de frijoles negros lavados y escurridos

1 lata (de 15 onzas) de frijoles alubias lavados y escurridos

1 lata (de 15 onzas) de garbanzos lavados y escurridos

2 latas (de 15 onzas) de tomates en cubos con bajo contenido de sodio

1 cucharada de polvo de chile

½ cucharadita de comino molido

½ cucharadita de perejil seco

½ cucharadita de orégano seco
½ cucharadita de albahaca seca
⅛ cucharadita de pimienta negra
⅛ cucharadita de sal marina
¾ taza de caldo de verduras con bajo contenido de sodio
8 cucharadas de yogur estilo griego de sabor natural con bajo
contenido de grasa
1 aguacate grande sin la semilla, pelado y cortado en rebanadas delgadas
4 cucharadas de cilantro fresco picado

Caliente el aceite en una olla grande a fuego medio-alto, y
agregue la cebolla y el ajo. Después de 3 o 4 minutos, agregue los
zucchinis y los pimientos. Saltee las verduras hasta que la cebolla
esté traslúcida. Transfiera a una olla de cocción lenta de 6 cuartos
de galón y agregue el resto de los ingredientes. Cocine a fuego
lento entre 4 y 6 horas, y agregue agua si es necesario. Sirva en
tazones y adorne con yogur, 2 rebanadas de aguacate y cilantro.

Si no tiene una olla de cocción lenta, cocine en una olla
grande con tapa, a fuego lento, en la estufa. Revise con
frecuencia y agregue un poco de agua si es necesario, ya que
al calentarse mucho el chili se puede evaporar el líquido más
rápido cuando se cocina en la estufa que cuando se usa una olla
de cocción lenta.

Información Nutricional (cantidad por porción)	
Calorías	257
Grasas totales	10 g
Grasas saturadas	1 g
Grasas poliinsaturadas	3 g
Grasas monoinsaturadas	6 g
Colesterol	0.2 mg
Sodio	426 mg
Potasio	851 mg
Carbohidratos totales	35 g
Fibra alimentaria	11 g
Azúcares	5 g
Proteínas	10 g
Calcio 10% • Magnesio 20%	

Sopa de verduras con col rizada
Rinde 6 porciones

2 cucharadas de aceite de oliva extra virgen

3 zanahorias medianas en rodajas

3 camotes pequeños cortados en cubos

1 cebolla amarilla grande picada

3 dientes de ajo grandes picados

2 zucchinis amarillos pequeños cortados en cubos

½ cucharadita de orégano seco

¼ cucharadita de chile en hojuelas

⅛ cucharadita de sal marina

1 cuarto de galón de caldo de verduras con bajo contenido de sodio

1 lata (de 14 onzas) de tomates en cubos con bajo contenido de sodio

½ cucharadita de tomillo fresco picado

2 tazas de col rizada picada gruesa

1 lata (de 15 onzas) de frijoles cannellini lavados y escurridos

Caliente el aceite en una olla grande a fuego medio. Agregue las zanahorias, los camotes, la cebolla y el ajo, y cocine hasta que empiecen a ablandarse, aproximadamente 4 o 5 minutos. Agregue los zucchinis, el orégano, las hojuelas de chile y la sal, y cocine un minuto. Agregue el caldo, los tomates enlatados con el jugo y el tomillo, y revuelva. Hierva, baje el fuego, cubra y hierva a fuego lento otros 10 minutos. Luego, agregue la col rizada y los frijoles y siga hirviendo a fuego lento hasta que la col rizada y los camotes se ablanden, entre 8 y 10 minutos más, aproximadamente. Sirva caliente.

Información Nutricional (cantidad por porción)	
Calorías	195
Grasas totales	5 g
Grasas saturadas	0.8 g
Grasas poliinsaturadas	0.9 g
Grasas monoinsaturadas	3 g
Colesterol	0 mg
Sodio	297 mg
Potasio	613 mg
Carbohidratos totales	29 g
Fibra alimentaria	7 g
Azúcares	5 g
Proteínas	6 g
Calcio 9% • Magnesio 8%	

Ensalada de atún
Rinde 4 porciones (de 1 taza)

¾ taza de apio picado

½ chile jalapeño sin semillas, finamente picado

¼ taza de tomate pera picado

¼ taza de cebolla roja picada

2 latas (de 6 onzas) de atún blanco en agua, sin sal agregada, escurrido

1 cucharadita de mostaza oriental

3 cucharadas de yogur estilo griego de sabor natural con bajo
contenido de grasa

⅛ cucharadita de pimienta negra machacada

1 aguacate pequeño cortado en rebanadas delgadas

En un tazón mediano, coloque el apio, el chile, el tomate y la cebolla. Agregue el atún, la mostaza, el yogur y el pimiento, y mezcle bien. Adorne la ensalada con las rebanadas de aguacate y sirva.

SUGERENCIAS PARA SERVIR
• Pruebe esta ensalada sobre una cama de espinaca con un chorrito de vinagre de vino tinto.
• Disfrútelo como salsa para mojar con galletas saladas integrales.

Información Nutricional (cantidad por porción)	
Calorías	162
Grasas totales	7 g
Grasas saturadas	0.9 g
Grasas poliinsaturadas	0.8 g
Grasas monoinsaturadas	4 g
Colesterol	38 mg
Sodio	241 mg
Potasio	318 mg
Carbohidratos totales	32 g
Fibra alimentaria	6 g
Azúcares	1 g
Proteínas	21 g
Calcio 4%　•　Magnesio 5%	

Ensalada de atún estilo italiano

Rinde 4 porciones (4 tazas)

2 latas (de 5 onzas) de atún blanco en agua, sin sal agregada,
   escurrido

½ taza de tomate pera picado

¼ taza de cebolla roja picada

4 cucharadas de perejil fresco picado fino

El jugo de 1 limón

4 cucharadas de aceite de oliva extra virgen

⅛ cucharadita de pimienta negra machacada

Coloque todos los ingredientes en un tazón grande y revuelva para incorporarlos uniformemente. Deje reposar 30 minutos antes de servir.

Información Nutricional (cantidad por porción)	
Calorías	205
Grasas totales	15 g
Grasas saturadas	2 g
Grasas poliinsaturadas	2 g
Grasas monoinsaturadas	10 g
Colesterol	38 mg
Sodio	192 mg
Potasio	94 mg
Carbohidratos totales	4 g
Fibra alimentaria	2 g
Azúcares	0 g
Proteínas	19 g
Calcio 2% • Magnesio 2%	

Cena

La cena es una de las comidas preferidas. Sirve para relajarse al final del día y para relacionarse con los seres queridos. Estas recetas fáciles de seguir ofrecen una variedad para la cena, junto con el importante equilibrio de las verduras y las proteínas. Muchas se pueden preparar con anticipación para después recalentarlas, o hacer rápidamente en una noche entre semana. ¡Y si prepara un poco más, tendrá el almuerzo del día siguiente!

Pechugas de pollo con salsa italiana
Rinde 4 porciones

ENSALADA

1 taza de tomates cereza cortados por la mitad

2 zucchinis pequeños en rebanadas delgadas y cortados en
medialuna

1 taza de queso mozzarella fresco en cubos

¼ taza de aceite de oliva extra virgen

¼ taza de vinagre balsámico

⅛ cucharadita de sal marina

Pimienta negra machacada

4 tazas de rúcula

2 cucharadas de albahaca fresca picada

POLLO

1 cucharadita de orégano seco

½ cucharadita de romero fresco picado

½ cucharadita de ajo en polvo

⅛ cucharadita de sal marina

Pimienta negra machacada

4 pechugas de pollo deshuesadas y sin piel

Para hacer la ensalada, coloque los tomates, los zucchinis y
el queso en un tazón mediano. Agregue aceite, vinagre, sal y
pimienta al gusto, y mezcle bien. Cubra y refrigere hasta que el
pollo esté listo (más adelante se agrega la rúcula y la albahaca).

Quite la grasa de las pechugas de pollo. En un tazón pequeño,
combine el orégano, el romero, el polvo de ajo, sal y pimienta
al gusto, y mezcle bien. Espolvoree la mezcla sobre ambos lados
de las pechugas de pollo. Caliente una cacerola grande a fuego
medio y cubra con aceite de oliva en aerosol. Cuando el aceite

esté caliente, agregue las pechugas de pollo, 2 a la vez para
que no estén muy apretadas. Cocine cada pechuga entre 4 y 6
minutos de cada lado o hasta que el centro deje de estar rosado.
Mientras se cocina la segunda tanda de pollo, retire la ensalada
del refrigerador, agregue la rúcula y la albahaca, y mezcle bien.
Cuando esté cocido el pollo, déjelo a un lado durante 2 minutos
y luego corte cada pechuga en diagonal, para formar tiras de
pollo. Arregle la ensalada en una fuente y cubra con el pollo en
rebanadas.

CONSEJOS PARA LA SALUD

- El uso de aceite de oliva reduce las calorías y la grasa sin
  sacrificar el sabor.
- Siempre que utilice mezclas de especias, como el polvo de ajo,
  lea la etiqueta. Muchas contienen glutamato monosódico o
  MSG, que por lo general se reconoce como un peligro para la
  salud. ¡Evite el MSG!

CONSEJOS PARA COCINAR

- Si agrega demasiada carne a una sartén caliente de una sola
  vez, disminuye la temperatura de la sartén y la carne no
  se cocinará hasta quedar dorada y crujiente. En cambio,
  obtendrá vapor que cocinará la carne.
- Siempre deje reposar la carne cocinada antes de cortarla, para
  evitar que suelte los jugos. La carne reposada conserva la
  humedad y el sabor.

Información Nutricional (cantidad por porción)	
Calorías	400
Grasas totales	24 g
Grasas saturadas	8 g
Grasas poliinsaturadas	3 g
Grasas monoinsaturadas	13 g
Colesterol	88 mg
Sodio	549 mg
Potasio	360 mg
Carbohidratos totales	9 g
Fibra alimentaria	2 g
Azúcares	2 g
Proteínas	38 g
Calcio 42% • Magnesio 10%	

Pollo a la naranja y arroz integral
Rinde 2 porciones

2 pechugas de pollo (de 4 onzas) deshuesadas y sin piel

1 cucharada de aceite de ajonjolí

1 cucharada de aceite de oliva extra virgen

½ taza de hongos shiitake picados gruesos

¼ taza de cebolla blanca picada

1 diente de ajo grande picado

¼ cucharadita de pimienta negra machacada

½ cucharadita de cáscara de naranja rallada

¼ cucharadita de cáscara de limón rallada

El jugo de ½ naranja

4 tazas de espinaca

¼ cucharadita de jengibre molido

1 taza de arroz integral cocido

Quite la grasa de las pechugas de pollo y luego córtelas en cubos pequeños. Caliente el aceite de ajonjolí y el aceite de oliva en una sartén mediana a fuego entre medio y alto. Agregue los hongos, la cebolla y el ajo y cocine durante 1 minuto. Luego, agregue el pollo y sazone con pimienta, jengibre molido, cáscara de naranja y de limón. Cocine hasta que se dore el pollo, entre 4 y 5 minutos aproximadamente, y luego agregue el jugo de naranja. Revuelva el pollo y raspe el fondo de la sartén para incorporar los sabores. Agregue la espinaca, retire la sartén del fuego y cúbrala de inmediato para cocinar la espinaca al vapor. Divida el arroz integral cocinado entre dos platos y coloque encima el pollo a la naranja.

Información Nutricional (cantidad por porción)	
Calorías	334
Grasas totales	15 g
Grasas saturadas	2 g
Grasas poliinsaturadas	4 g
Grasas monoinsaturadas	8 g
Colesterol	55 mg
Sodio	282 mg
Potasio	498 mg
Carbohidratos totales	25 g
Fibra alimentaria	4 g
Azúcares	5 g
Proteínas	27 g
Calcio 9% • Magnesio 20%	

Brochetas de pollo marinado con salsa de jengibre y albaricoque a la parrilla

Rinde 4 porciones (aproximadamente 12 brochetas)

4 pechugas de pollo (de 4 onzas) cortadas en cubos de 1 pulgada

3 pimientos rojos grandes cortados en trozos de 1 pulgada

2 cebollas blancas grandes cortadas en trozos de 1 pulgada

6 albaricoques deshuesados y cortados en trozos de 1 pulgada

MARINADA

1 cucharada colmada de mermelada de albaricoque con
contenido reducido de azúcar

½ cucharadita de aceite de ajonjolí

1½ cucharadita de jengibre finamente picado o ¾ cucharadita de
jengibre molido

1 cucharada de mostaza Dijon o mostaza oriental

4 cucharadas de vinagre de sidra de manzana

¼ taza de aceite de oliva extra virgen

1 diente de ajo grande picado

Mezcle todos los ingredientes de la marinada en un tazón grande. Coloque los cubos de pollo en una bolsa grande con cierre, vierta la marinada, apriete la bolsa para extraer el aire y cierre herméticamente. Cubra el pollo con la mezcla a mano, moviendo la bolsa y el contenido para cubrir bien. Refrigere durante al menos 2 horas.

Remoje en agua 12 pinchos de madera y luego pique los pimientos, las cebollas y los albaricoques en trozos de tamaño similar.

Coloque en los pinchos los trozos de pollo, pimiento, cebolla y albaricoque, alternando los ingredientes. Ase las brochetas en una parrilla o una plancha para asar calientes, entre 4 y 5 minutos de cada lado o hasta que el centro del pollo deje de estar rosado (si usa una parrilla a carbón o gas, cierre la tapa de la parrilla para que no se seque el pollo).

Información Nutricional (cantidad por porción)	
Calorías	314
Grasas totales	16 g
Grasas saturadas	2 g
Grasas poliinsaturadas	2 g
Grasas monoinsaturadas	10 g
Colesterol	55 mg
Sodio	357 mg
Potasio	403 mg
Carbohidratos totales	21 g
Fibra alimentaria	4 g
Azúcares	10 g
Proteínas	25 g
Calcio 3% • Magnesio 16%	

Fajitas de pollo con salsa de aguacate condimentada
Rinde 4 porciones

SALSA

1 aguacate grande sin semilla, pelado y cortado en cuartos

½ taza de yogur estilo griego de sabor natural con bajo contenido de grasa

¼ taza de agua

El jugo de ½ limón

½ chile serrano pequeño

⅛ cucharadita de sal marina

⅛ cucharadita de pimienta negra machacada

FAJITAS

4 pechugas de pollo (de 4 onzas) deshuesadas y sin piel cortadas en tiras de ½ pulgada de espesor

⅛ cucharadita de sal marina

⅛ cucharadita de pimienta negra machacada

1 cucharadita de orégano seco, dividida

¼ cucharadita de comino molido

3 cucharadas de aceite de oliva extra virgen

2 pimientos rojos grandes cortados en tiras de ½ pulgada de espesor

2 pimientos verdes grandes cortados en tiras de ½ pulgada de espesor

2 pimientos amarillos grandes cortados en tiras de ½ pulgada de espesor

1 cebolla blanca grande cortada en rajas de ½ pulgada

2 dientes de ajo grandes picados

8 tortillas de maíz

Para la salsa, coloque todos los ingredientes en una licuadora y licue hasta obtener una mezcla homogénea. Reserve.

Para las fajitas, sazone el pollo con sal, pimienta, comino y la mitad del orégano. Caliente el aceite en una olla grande a fuego medio-alto. Cuando el aceite esté caliente, agregue el pollo y cocine entre 4 y 5 minutos. Agregue los pimientos, la cebolla, el ajo y el resto del orégano seco. Sazone con sal y pimienta al gusto y cocine unos minutos más hasta que las verduras se ablanden.

Caliente las tortillas en una sartén a fuego lento. Con una cuchara, sirva el pollo y la mezcla de verduras sobre cada tortilla y agregue un poco de la salsa de aguacate. Doble la tortilla y sírvala.

Sugerencia para servir: Sirva con diferentes ingredientes, tales como frijoles negros, lechuga desmenuzada, queso con bajo contenido de grasa rallado y salsa.

Información Nutricional (cantidad por porción)	
Calorías	463
Grasas totales	20 g
Grasas saturadas	3 g
Grasas poliinsaturadas	3 g
Grasas monoinsaturadas	12 g
Colesterol	55 mg
Sodio	415 mg
Potasio	839 mg
Carbohidratos totales	46 g
Fibra alimentaria	10 g
Azúcares	4 g
Proteínas	32 g
Calcio 12% • Magnesio 21%	

Filetes de pavo al horno con costra de semillas de girasol

Rinde 4 porciones

2 pechugas de pavo (de 6 onzas) deshuesadas y sin piel

1½ taza de semillas de girasol sin sal

¼ cucharadita de comino molido

2 cucharadas de perejil fresco picado en trozos gruesos

¼ cucharadita de pimentón

¼ cucharadita de pimienta de Cayena

¼ cucharadita de pimienta negra machacada

⅓ taza de harina integral

3 claras de huevo

Precaliente el horno a 400°F.

Coloque las pechugas de pavo entre dos hojas de envoltura plástica y golpee hasta que su espesor sea de ½ pulgada. Corte cada pechuga machacada por la mitad. En un procesador de alimentos, coloque las semillas de girasol, el comino, el perejil, el pimentón, la pimienta de Cayena y la pimienta negra. Accione varias veces hasta que las semillas queden picadas gruesas. Vierta la mezcla de semillas sobre un plato plano. En un plato plano aparte, distribuya la harina. En un tazón no muy profundo, bata las claras de huevo. Establezca una línea de armado en este orden: el plato con harina, el tazón con huevo, el plato con la mezcla de semillas. Introduzca la pechuga en la harina y espolvoree ligeramente por ambos lados. Luego sumérjala en las claras de huevo y finalmente pásela por el plato con la mezcla de semillas. Presione firmemente para cubrir ambos lados del pavo con la mezcla de semillas.

Cubra una bandeja de hornear con aceite de oliva en aerosol y coloque sobre ella las pechugas recubiertas. Hornee 10 minutos, voltéelas y hornee otros 10 minutos o hasta que la parte más gruesa deje de estar rosada en el centro. Sirva en el momento.

Información Nutricional (cantidad por porción)	
Calorías	408
Grasas totales	26 g
Grasas saturadas	3 g
Grasas poliinsaturadas	16 g
Grasas monoinsaturadas	5 g
Colesterol	37 mg
Sodio	377 mg
Potasio	467 mg
Carbohidratos totales	20 g
Fibra alimentaria	7 g
Azúcares	1 g
Proteínas	29 g
Calcio 4% • Magnesio 16%	

Albóndigas de pavo en salsa marinera
Rinde 4 porciones (aproximadamente 16 albóndigas)

1 libra de carne magra de pavo molida

½ cebolla roja pequeña, picada fina

2 dientes de ajo grandes picados

¼ taza de pimiento rojo picado fino

3 cucharadas de perejil finamente picado

½ cucharadita de chile en hojuelas

⅛ cucharadita de comino molido

½ cucharadita de hierbas italianas secas (mezcladas previamente, o emplee tomillo, romero, orégano, perejil y albahaca)

⅛ cucharadita de pimienta negra machacada

1 huevo grande

¼ taza de miga de pan integral

⅛ cucharadita de sal marina

4 cucharadas de aceite de oliva extra virgen

1 frasco (de 16 onzas) de salsa marinera con bajo contenido de sodio

½ taza de queso feta con bajo contenido de grasa

Precaliente el horno a 375°F.

Coloque todos los ingredientes en un tazón grande, excepto el aceite, la salsa marinera y el queso feta. Mezcle bien, a mano, hasta incorporar los ingredientes a la carne, con cuidado de no excederse en el mezclado. Con la mezcla de carne, forme albóndigas del tamaño de pelotas de golf.

Caliente una sartén antiadherente grande a fuego medio-alto. Cuando la sartén esté caliente, agregue el aceite y las albóndigas en grupos de cinco unidades. Selle de cada lado (no cocine completamente) y colóquelas en un plato para hornear. Cuando haya sellado las albóndigas y las haya colocado en el plato, vierta la salsa marinera y cubra con papel de aluminio. Hornee entre 20 y 25 minutos.

Retire del horno y suba la temperatura a 400°F. Retire el papel de aluminio del plato, coloque queso feta sobre las albóndigas y hornee 4 minutos. Retire y sirva en el momento.

Información Nutricional (cantidad por porción)	
Calorías	546
Grasas totales	33 g
Grasas saturadas	8 g
Grasas poliinsaturadas	4 g
Grasas monoinsaturadas	14 g
Colesterol	143 mg
Sodio	1485 mg
Potasio	852 mg
Carbohidratos totales	32 g
Fibra alimentaria	6 g
Azúcares	2 g
Proteínas	32 g
Calcio 25% • Magnesio 13%	

Pastel de carne de pavo

Rinde 6 porciones

1 rebanada de pan 100% integral sin orillas, en trozos pequeños

¼ taza de caldo de pollo con bajo contenido de sodio

1¼ libra de carne magra de pavo molida

1 huevo grande

¼ taza de cebolla finamente picada

¼ taza de pimiento picado fino

¼ taza de perejil fresco picado

1 cucharadita de rábano picante

1 cucharadita mostaza Dijon

1 cucharadita de salsa inglesa (Worcestershire)

½ cucharadita de sal marina

¼ cucharadita de pimienta negra

Precaliente el horno a 350°F. Coloque todos los ingredientes en un tazón grande y mézclelos con las manos hasta que se incorporen uniformemente, con cuidado de no excederse en el mezclado. Rocíe ligeramente un molde de pan de 9 por 5 pulgadas (o un molde para hornear profundo) con aceite de oliva en aerosol. Con la mezcla de carne forme el pastel y colóquelo en el molde. Hornee sin cubrir durante una hora.

Cuando se haya cocinado el pastel de carne, retírelo del horno y déjelo enfriar unos 10 minutos. Pase un cuchillo para mantequilla por los bordes para separarlo del molde, inviértalo sobre una fuente grande y córtelo para servirlo.

Información Nutricional (cantidad por porción)	
Calorías	152
Grasas totales	7 g
Grasas saturadas	2 g
Grasas poliinsaturadas	0.2 g
Grasas monoinsaturadas	0.5 g
Colesterol	91 mg
Sodio	319 mg
Potasio	68 mg
Carbohidratos totales	4 g
Fibra alimentaria	0.6 g
Azúcares	0.8 g
Proteínas	19 g
Calcio 1% • Magnesio 1%	

Filetes de pavo con hierbas italianas
Rinde 4 porciones

3 dientes de ajo pequeños picados

2 cucharadas de romero fresco picado

2 cucharadas de perejil fresco picado

1½ cucharadita de salvia fresca picada

½ cucharadita de pimienta negra machacada

4 filetes de pechuga de pavo (de 4 onzas) deshuesadas y sin piel

Cáscara rallada de 1 limón grande

1 taza de caldo de verduras con bajo contenido de sodio

Precaliente el horno a 375°F.

En un tazón pequeño, bata el ajo, el romero, el perejil, la salvia y la pimienta. Frote una cantidad abundante de la mezcla de hierbas en ambos lados del filete. Coloque los filetes de pavo en un molde para hornear de 9 por 13 pulgadas, cubra con cáscara de limón rallada y agregue el caldo de verduras al plato. Cubra con papel de aluminio, hornee entre 20 y 25 minutos. Retire el papel de aluminio durante los últimos 5 minutos de horneado para dorar la parte superior de los filetes. Retire del horno y sirva en el momento.

Información Nutricional	(cantidad por porción)
Calorías	129
Grasas totales	2 g
Grasas saturadas	0.6 g
Grasas poliinsaturadas	0.3 g
Grasas monoinsaturadas	0.6 g
Colesterol	49 mg
Sodio	1188 mg
Potasio	373 mg
Carbohidratos totales	7 g
Fibra alimentaria	1 g
Azúcares	5 g
Proteínas	19.6 g
Calcio 3% • Magnesio 6%	

Rollo de pavo con salsa de sidra
Rinde 4 porciones

5 cucharadas de aceite de oliva extra virgen, divididas

½ taza de cebolla en cubos, dividida

4 taza de hongos criminis en rebanadas finas

2 tazas de espinaca

3 dientes de ajo medianos picados

½ taza de vino blanco

1½ taza de caldo de pollo con bajo contenido de sodio, dividida

⅓ taza de arándanos rojos secos

3 rebanadas de pan 100% integral cortado en cuadrados de
  ½ pulgada

½ taza de almendras picadas

1 hoja grande de salvia, picada fina

1 cucharadita de tomillo fresco picado

1 cucharadita de perejil fresco picado

1 pechuga de pavo (de 2 onzas) deshuesada y sin piel

¼ cucharadita de sal marina

½ cucharadita de pimienta negra machacada

SALSA DE SIDRA

1½ taza de sidra, dividida

1 cucharada de almidón de maíz

½ a 1 taza de jugo de pavo asado

Precaliente el horno a 375°F.

Para hacer el relleno del rollo, caliente 2 cucharadas del aceite en una sartén grande sobre fuego medio. Agregue ¼ de taza de las cebollas junto con los hongos, la espinaca y el ajo, y cocine hasta que la cebolla se vea traslúcida. Agregue el vino blanco y deje cocinar a fuego lento alrededor de un minuto para que el alcohol se reduzca. Agregue ½ taza del caldo junto con los arándanos. Una vez que el caldo se caliente (pero antes de que hierva), incorpore el pan, las almendras y las hierbas frescas.

Cocine durante 2 o 3 minutos, y luego revuelva. El relleno no debería ser demasiado líquido.

Corte la pechuga de pavo de la siguiente manera: coloque su mano plana sobre la parte superior de la pieza y haga un corte lateral por la mitad. Asegúrese de no cortar hasta el final. Abra la pechuga cortada y colóquela entre dos hojas de envoltura plástica. Aplane el pavo con un mazo hasta un espesor de ½ pulgada. Sazone ambos lados con sal y pimienta. Distribuya el relleno sobre el pavo sin llegar a los bordes. Enrolle la pechuga y asegúrela con hilo de cocina en tres sitios (el centro y los extremos). Lleve a fuego fuerte la sartén en la cual cocinó el relleno y selle la pechuga arrollada hasta que se dore de ambos lados (unos 3 a 4 minutos por lado).

Rocíe las restantes 3 cucharadas de aceite en una asadera mediana. Agregue el resto de las cebollas y el caldo. Coloque el pavo en el centro de la asadera, cubra con papel aluminio y hornee alrededor de 1 hora.

Coloque ¾ de taza de la sidra en la sartén donde selló el pavo, y raspe el fondo para que se mezclen los jugos. En un tazón pequeño, bata el resto de la sidra con el almidón de maíz y agréguelo a la sartén. Haga hervir durante 2 o 3 minutos hasta que la salsa se espese.

Después de retirar el pavo del horno, agregue hasta 1 taza del jugo de cocción a la salsa de sidra y mezcle bien. Mantenga el pavo cubierto y déjelo reposar 10 minutos. Retírelo de la asadera, y corte y retire los cordeles. Rebane el pavo y bañe cada rebanada con salsa de sidra.

Información Nutricional *(cantidad por porción)*	
Calorías	518
Grasas totales	14 g
Grasas saturadas	2 g
Grasas poliinsaturadas	3 g
Grasas monoinsaturadas	9 g
Colesterol	80 mg
Sodio	2,788 mg
Potasio	314 mg
Carbohidratos totales	44 g
Fibra alimentaria	4 g
Azúcares	9 g
Proteínas	50 g
Calcio 8% • Magnesio 16%	

Pimientos rellenos
Rinde 4 porciones

2 cucharadas de aceite de oliva extra virgen

½ cebolla blanca pequeña picada

2 dientes de ajo pequeños picados

½ taza de zanahoria picada

¼ cucharadita de tomillo seco

¼ cucharadita de albahaca seca

½ libra de carne de res molida 95% magra

1 taza de zucchinis picados

1 cucharada de perejil fresco picado

1 lata (de 15 onzas) de frijoles alubias, enjuagados y escurridos

4 pimientos rojos grandes

2 tazas de salsa marinera con bajo contenido de sodio

Precaliente el horno a 350°F.

Caliente el aceite en una sartén grande sobre fuego medio a fuerte. Agregue la cebolla, el ajo, las zanahorias, el tomillo y la albahaca. Cocine durante 1 o 2 minutos y luego incorpore la carne: deshaga con una espátula si la carne se amontona. Cuando comience a dorarse (después de unos 5 o 6 minutos), agregue los zucchinis, el perejil y los frijoles. Cocine otros 5 minutos, o hasta que ya no haya carne rosada.

Para preparar los pimientos, corte la parte superior de cada uno apenas por debajo del tallo. Retire las semillas y nervaduras. Rellene cada uno con la preparación de carne y colóquelos en una fuente para horno cuadrada de 8 pulgadas de lado para que queden erguidos. Cubra el fondo de la fuente con agua. Cubra la fuente con papel aluminio y hornee durante 20 a 25 minutos, o hasta que los pimientos estén tiernos al pincharlos con un tenedor.

Caliente la salsa marinera en una cacerola pequeña, y antes de servir, viértala sobre el pimiento en cada plato.

Información Nutricional (cantidad por porción)	
Calorías	443
Grasas totales	22 g
Grasas saturadas	6 g
Grasas poliinsaturadas	2 g
Grasas monoinsaturadas	10 g
Colesterol	43 mg
Sodio	988 mg
Potasio	937 mg
Carbohidratos totales	46 g
Fibra alimentaria	12 g
Azúcares	13 g
Proteínas	20 g
Calcio 11% • Magnesio 18%	

Filetes de salmón y ajonjolí
Rinde 2 porciones

1 cucharada de aceite de ajonjolí
2 filetes (de 4 onzas) de salmón con piel
⅛ cucharadita de jengibre molido
⅛ cucharadita de sal marina
⅛ cucharadita de pimienta negra machacada
2 cucharaditas de semillas de ajonjolí negro

Caliente el aceite en una sartén mediana a fuego medio.
Coloque en él el salmón, con el lado de la piel hacia abajo.
Cubra cada filete con el polvo de jengibre, sal, pimienta y las
semillas de ajonjolí. Presione con suavidad las semillas para
que se adhieran al pescado. Después de unos 3 o 4 minutos,
voltee los filetes y selle el otro lado. Uno o dos minutos después,
retírelos de la sartén y sirva en el momento.

Sugerencia para servir: acompañe con verduras de hoja
salteadas o brócoli y cuscús de trigo integral.

Información Nutricional *(cantidad por porción)*	
Calorías	319
Grasas totales	21 g
Grasas saturadas	3 g
Grasas poliinsaturadas	9 g
Grasas monoinsaturadas	7 g
Colesterol	81 mg
Sodio	204 mg
Potasio	756 mg
Carbohidratos totales	2 g
Fibra alimentaria	1 g
Azúcares	0.1 g
Proteínas	31 g
Calcio 11% • Magnesio 18%	

Salmón frotado con especias
Rinde 4 porciones

2 cucharaditas de polvo de chile

1 cucharadita de comino molido

1 cucharadita de azúcar morena

⅛ cucharadita de sal marina

⅛ cucharadita de pimienta negra machacada

4 filetes de salmón (de 4 onzas)

El jugo de ½ naranja

2 cucharadas de aceite de oliva extra virgen

En un tazón pequeño, mezcle el chile en polvo, el comino, el azúcar, la sal y la pimienta. Frote la mezcla con la mano sobre cada filete.

Caliente el aceite en una sartén antiadherente sobre fuego medio. Una vez que el aceite esté caliente, coloque de a dos filetes por vez, con la piel hacia abajo, y cocine 1 o 2 minutos. Voltee los filetes y exprima sobre ellos jugo de naranja. Cocine 1 o 2 minutos más, hasta que los filetes se descamen y puedan separarse con un tenedor. Repita la operación con el segundo grupo de filetes. Sirva en el momento.

Información Nutricional (cantidad por porción)	
Calorías	295
Grasas totales	18 g
Grasas saturadas	3 g
Grasas poliinsaturadas	5 g
Grasas monoinsaturadas	9 g
Colesterol	81 mg
Sodio	78 mg
Potasio	776 mg
Carbohidratos totales	3 g
Fibra alimentaria	0.9 g
Azúcares	2 g
Proteínas	29 g
Calcio 3% • Magnesio 12%	

Pez reloj anaranjado al vapor en sartén
Rinde 4 porciones

4 cebollas verdes pequeñas, sin los extremos blancos

4 cucharaditas de jengibre fresco picado

4 filetes (de 3 onzas) de pez reloj anaranjado

3 dientes de ajo grandes picados

¼ cucharadita de pimienta negra machacada

½ cucharadita de semillas de ajonjolí negro

1 lima cortada en rebanadas muy finas

2 cucharaditas de aceite de ajonjolí

Corte cuatro hojas de papel de aluminio de aproximadamente 6 por 6 pulgadas. Coloque una cebolla verde en el centro de cada hoja, junto con 1 cucharadita de jengibre. Coloque un filete encima y espolvoree sobre el ajo, pimienta y semillas de ajonjolí. Coloque cuatro rebanadas de lima muy finas sobre cada filete y rocíe con aceite de ajonjolí. Envuelva cada filete de la siguiente forma: doble el papel hacia arriba desde los lados y haga coincidir ambas partes en el centro; doble hacia abajo para sellar.

Caliente una plancha grande a fuego medio-alto y coloque en ella los filetes envueltos. Cocine entre 8 y 10 minutos. Retire los paquetes de pescado de la sartén y déjelos reposar 3 o 4 minutos para que sigan cocinándose en el vapor dentro del aluminio. Sirva los filetes dentro del papel, para que cada persona desenvuelva su propia cena.

Información Nutricional (cantidad por porción)	
Calorías	120
Grasas totales	4 g
Grasas saturadas	0.4 g
Grasas poliinsaturadas	1 g
Grasas monoinsaturadas	2 g
Colesterol	22 mg
Sodio	74 mg
Potasio	438 mg
Carbohidratos totales	5 g
Fibra alimentaria	1 g
Azúcares	1 g
Proteínas	17 g
Calcio 7% • Magnesio 11%	

Tacos de pescado
Rinde 4 porciones

4 filetes (de 3 onzas) de dorado

3 cucharadas de aceite de oliva extra virgen

4 tazas de col roja rallada fina

3 cucharadas de vinagre de vino tinto

8 tortillas de maíz

½ cucharadita de comino molido

⅛ cucharadita de pimienta negra machacada

2 aguacates grandes sin la semilla, pelados y cortados en
  rebanadas finas

3 tomates pera grandes, picados

SALSA

¾ taza de yogur estilo griego de sabor natural con bajo
  contenido de grasa

¼ taza de leche con bajo contenido de grasa

El jugo de 1 limón grande

⅛ cucharadita de pimienta negra machacada

⅛ cucharadita de sal marina

Para preparar la salsa, bata todos los ingredientes en un tazón
pequeño. Debe tener una consistencia relativamente aguada,
para poder rociarla sobre la superficie de los tacos. Agregue más
leche si está algo espesa. Reserve.

Caliente una sartén grande a fuego medio. Sazone ambos
lados de cada filete con comino y pimienta. Coloque el aceite
en la sartén caliente y cuando haya tomado temperatura, ponga
en él los filetes, de a dos por vez. Cocine de cada lado de 3 a 4
minutos, o hasta que se haya sellado y el centro del pescado ya
no esté transparente. Retire de la sartén y escurra sobre toallas
de papel. Repita con los dos filetes restantes.

En un tazón aparte, mezcle la col con el vinagre. Utilice dos
tenedores para partir cada filete en dos. Caliente las tortillas

sobre una plancha a fuego bajo, coloque un par de trozos de pescado en cada una, agrégueles la mezcla de col, aguacate y tomate picado, y rocíe con la salsa. Doble la tortilla y sírvala.

CONSEJO

• Puede sustituir el pescado dorado por cualquier pescado denso; incluso puede usar salmón.

Información Nutricional (cantidad por porción)	
Calorías	583
Grasas totales	29 g
Grasas saturadas	4 g
Grasas poliinsaturadas	4 g
Grasas monoinsaturadas	17 g
Colesterol	137 mg
Sodio	323 mg
Potasio	1,145 mg
Carbohidratos totales	48 g
Fibra alimentaria	14 g
Azúcares	6 g
Proteínas	43 g
Calcio 22% • Magnesio 26%	

Verduras con salsa tailandesa al curry

Rinde 4 porciones

2 cucharadas de aceite de coco

1 cebolla mediana, cortada en cubos de ¼ de pulgada

1 pimiento rojo mediano, picado en trozos grandes

1 pimiento verde mediano, picado en trozos grandes

1 taza de brócoli picado en trozos grandes

3 a 4 tazas de berenjena cortada en cubos de ½ pulgada

1 chile jalapeño pequeño cortado en rebanadas finas (sin semillas, para que pique menos)

1 cucharada de jengibre fresco picado

2 dientes de ajo grandes picados en trozos grandes

1 cucharadita de curry en polvo

½ cucharadita de canela molida

½ cucharadita de cúrcuma molida

½ cucharadita de pimienta negra machacada

2 tazas de leche de coco liviana sin endulzar

½ taza de caldo de verduras con bajo contenido de sodio

1 cucharada colmada de mantequilla de cacahuate sin sal

4 cucharadas de albahaca tailandesa picada en trozos gruesos

Caliente una cacerola grande a fuego medio y coloque en ella el aceite de coco. Cuando se haya derretido, agregue la cebolla, los morrones y el brócoli, y revuelva en forma constante. Incorpore la berenjena, el jalapeño, jengibre, ajo, curry, canela, cúrcuma y pimienta. Revuelva para unir los ingredientes y las especias, y cocine hasta que se dore la berenjena y el resto de las verduras se ablanden un poco (unos 4 o 5 minutos). Agregue la leche de coco, el caldo y la mantequilla de cacahuate. Revuelva bien para incorporar la mantequilla de cacahuate, y luego tape el recipiente. Deje cocinar a fuego lento durante unos 10 minutos. Retire la tapa y deje cocinar unos 5 minutos más, o hasta que la salsa se espese y tome la consistencia deseada. Mezcle la albahaca justo antes de servir.

Sugerencia para servir: distribuya ½ taza de arroz integral cocido en tazones individuales, y cubra cada porción con una gran cucharada de las verduras con salsa.

Dato interesante: la albahaca tailandesa tiene un sabor más acentuado que la italiana, con un dejo de regaliz.

Información Nutricional (cantidad por porción)	
Calorías	270
Grasas totales	21 g
Grasas saturadas	18 g
Grasas poliinsaturadas	0.4 g
Grasas monoinsaturadas	0.5 g
Colesterol	0 mg
Sodio	107 mg
Potasio	441 mg
Carbohidratos totales	16 g
Fibra alimentaria	5 g
Azúcares	2 g
Proteínas	6 g
Calcio 8% • Magnesio 8%	

Fajitas de verdura
Rinde 4 porciones

3 pimientos rojos grandes cortados en tiras

3 pimientos verdes grandes cortados en tiras

3 pimientos amarillos grandes cortados en tiras

2 zucchinis verdes grandes, cortados en tiras

2 hongos portobello grandes, de unas 6 pulgadas de diámetro

2 cebollas blancas grandes, cortadas en rebanadas

3 cucharadas de aceite de oliva extra virgen

3 dientes de ajo picados

1½ cucharadita de orégano seco

¼ cucharadita de comino molido

⅛ cucharadita de pimienta negra machacada

⅛ cucharadita de sal marina

8 tortillas de maíz

Corte los pimientos en tiras de ½ pulgada. Corte los zucchinis a lo largo en tiras y luego cada tira por la mitad. Limpie los hongos con una toalla húmeda, quiebre y arranque los tallos, retire las laminillas con una cuchara metálica, y corte en tiras de ½ pulgada. Corte las cebollas en rebanadas de ½ pulgada.

Caliente el aceite en una olla grande a fuego medio-alto. Cuando adquiera temperatura, agregue los pimientos, los zucchinis, los hongos, las cebollas, el ajo, el comino, sal y pimienta. Cocine todo hasta que las verduras se ablanden y la cebolla quede traslúcida (entre 5 y 6 minutos).

Caliente las tortillas en una plancha a fuego medio y coloque en ellas cucharadas de las verduras. Doble la tortilla y sírvala.

Sugerencia para servir: puede acompañar con frijoles negros y utilizar su creatividad con los ingredientes, como yogur natural tipo griego (en lugar de crema agria), salsa, lechuga picada, guacamole o queso rallado con bajo contenido de grasa.

Información Nutricional *(cantidad por porción)*	
Calorías	343
Grasas totales	13 g
Grasas saturadas	2 g
Grasas poliinsaturadas	8 g
Grasas monoinsaturadas	8 g
Colesterol	0 mg
Sodio	89 mg
Potasio	795 mg
Carbohidratos totales	55 g
Fibra alimentaria	14 g
Azúcares	7 g
Proteínas	12 g
Calcio 17% • Magnesio 21%	

Hamburguesa de portobellos asados con cebollas caramelizadas y pesto

Rinde 4 porciones

4 hongos portobello medianos (de unas 4 pulgadas de diámetro)

4 cucharadas de aceite de oliva extra virgen

¼ cucharadita de sal marina

½ cucharadita de pimienta negra molida

8 cucharadas de vinagre balsámico

4 panecillos para hamburguesa de trigo 100% integral

4 cucharadas de pesto preparado

4 cucharadas de Cebollas caramelizadas (consulte la receta de la página 155)

Limpie los hongos con una toalla húmeda. Quite los tallos y luego, con una cuchara metálica, retire y deseche las laminillas marrones. Aplique con brocha una cucharada de aceite a cada sombrero de hongo y condimente el interior con sal, pimienta y 2 cucharadas de vinagre balsámico. Reserve unos 20 minutos como mínimo.

Coloque los hongos sobre una parrilla o una plancha para asar, con la parte superior hacia abajo. Áselos durante unos 5 a 7 minutos, voltéelos y áselos otros 5 a 7 minutos, o hasta que estén tiernos. No los manipule demasiado, para que no se liberen los jugos.

Tueste los panecillos mientras se asan los hongos: colóquelos boca abajo sobre la parrilla durante 1 minuto, aproximadamente. Retírelos y rocíe 1 cucharada de pesto en el interior de cada panecillo superior. Coloque un hongo en cada panecillo inferior y cúbralo con 1 cucharada de cebollas caramelizadas.

CONSEJO

• Para sumar vitaminas y minerales, puede agregar lechuga romana, tomate u otra verdura de su preferencia cortada en rebanadas.

Información Nutricional (cantidad por porción)	
Calorías	424
Grasas totales	25 g
Grasas saturadas	4 g
Grasas poliinsaturadas	3 g
Grasas monoinsaturadas	10 g
Colesterol	0 mg
Sodio	607 mg
Potasio	40 mg
Carbohidratos totales	45 g
Fibra alimentaria	6 g
Azúcares	6 g
Proteínas	10 g
Calcio 10% • Magnesio 1%	

Cebollas caramelizadas
Rinde 10 porciones (de 2 cucharadas)

2 cucharadas de aceite de oliva extra virgen
4 tazas de cebolla blanca en rodajas finas
1 cucharadita de azúcar morena
⅛ cucharadita de pimienta negra machacada

Caliente una cacerola mediana a fuego medio. Vierta en ella el aceite y, cuando se caliente, agregue las cebollas, luego, el azúcar y la pimienta. Saltee las cebollas durante 5 a 10 minutos mientras revuelve en forma constante para evitar que se quemen. Una vez que estén traslúcidas y comiencen a dorarse, cubra la cacerola y baje el fuego a mínimo. Deje que las cebollas "suden" unos 5 minutos más. Cuando estén listas, deberían tener un color pardo oscuro y estar muy tiernas.

Información Nutricional (cantidad por porción)	
Calorías	43
Grasas totales	3 g
Grasas saturadas	0.04 g
Grasas poliinsaturadas	0.04 g
Grasas monoinsaturadas	2 g
Colesterol	0 mg
Sodio	2 mg
Potasio	74 mg
Carbohidratos totales	5 g
Fibra alimentaria	0.08 g
Azúcares	0.06 g
Proteínas	0.05 g
Calcio 1% • Magnesio 1%	

Tazón mediterráneo
Rinde 4 porciones

1 taza de cuscús de trigo integral sin cocer

1¼ taza de agua

1 lata (de 16 onzas) de corazones de alcachofa

½ taza de aceitunas kalamata sin semilla, enjuagadas y escurridas

1 frasco (de 12 onzas) de pimientos rojos asados, enjuagados, escurridos y picados en trozos grandes

½ taza de queso feta con bajo contenido de grasa

1 taza de tomates cereza picados

½ cebolla roja pequeña, cortada en cubos pequeños

¼ cucharadita de orégano fresco picado fino

¼ cucharadita de menta fresca picada fina

Una pizca de chile en hojuelas

4 cucharadas de aceite de oliva extra virgen

El jugo de 1 limón

Pimienta negra machacada

Hierva el agua, agregue el cuscús, revuelva y apague el fuego. Tape el recipiente y deje reposar durante 5 minutos; afloje con un tenedor antes de servir.

Combine todos los ingredientes excepto el cuscús cocido y mezcle bien. Refrigere durante 15 o 20 minutos y luego incorpore el cuscús. Sirva frío o a temperatura ambiente.

Sugerencia para servir: excelente para acompañar filetes de salmón o pechugas de pollo, o mezclado en una ensalada de pollo o atún.

CONSEJO DE SALUD
• Muchas aceitunas envasadas vienen en una salmuera con mucho contenido de sal. Enjuáguelas y escúrralas para quitarles toda la sal posible.

Información Nutricional (cantidad por porción)	
Calorías	433
Grasas totales	20 g
Grasas saturadas	5 g
Grasas poliinsaturadas	3 g
Grasas monoinsaturadas	12 g
Colesterol	17 mg
Sodio	432 mg
Potasio	513 mg
Carbohidratos totales	54 g
Fibra alimentaria	12 g
Azúcares	0 g
Proteínas	13 g
Calcio 15% • Magnesio 12%	

Pizza de verduras asadas

Rinde 6 porciones

2 hongos portobello medianos (de unas 4 pulgadas de diámetro)

1 zucchini amarillo pequeño cortado en dos a lo largo

1 cebolla roja pequeña cortada en aros

4 cucharadas de aceite de oliva extra virgen

⅛ cucharadita de sal

⅛ cucharadita de pimienta negra machacada

1 masa de pizza de trigo integral (de 1 libra)

2 tomates pera cortados en rebanadas finas

½ taza de queso mozzarella descremado rallado

¼ taza de hojas de albahaca fresca picadas en trozos grandes

Precaliente el horno a 400°F.

Caliente una parrilla o una plancha para asar sobre fuego medio. Limpie los hongos con una toalla húmeda, quiebre y arranque los tallos, retire las laminillas con una cuchara metálica, y corte en tiras de ½ pulgada. Emplee una brocha para cubrir los hongos, los zucchinis y las cebollas con 2 cucharadas del aceite, y condimente con sal y pimienta. Coloque las verduras en la parrilla y cocine con tapa durante unos 6 minutos. Voltéelas una vez y continúe hasta que estén tiernas y doradas. Retírelas de la parrilla y separe los aros de cebolla.

Rocíe aceite de oliva en aerosol sobre una bandeja de hornear. Extienda la masa de pizza con sus manos sobre la bandeja, o estírela con rodillo sobre una superficie enharinada para que no se pegue. Pinche la masa con un tenedor en varios puntos para que no se infle al hornearse. Rocíe las 2 cucharadas restantes de aceite de oliva y distribúyalo con sus dedos o una espátula; hornee durante 12 a 15 minutos o hasta que esté crujiente.

Retire la base de pizza del horno y cúbrala enseguida con las verduras y el queso. Regrésela al horno solo hasta que se funda el queso (5 o 6 minutos).

Retire la pizza del horno, distribuya la albahaca encima y sírvala.

MODIFICACIONES POSIBLES

• Para obtener un sabor diferente, cubra la masa con salsa marinera con bajo contenido de sodio antes de hornearla.
• Puede cambiar las verduras o agregar más.
• Corte la masa a la mitad si prefiere que la pizza sea más delgada.
• Puede utilizar también una masa precocida. Busque una de trigo 100% integral.

Información Nutricional (cantidad por porción)	
Calorías	159
Grasas totales	6 g
Grasas saturadas	2 g
Grasas poliinsaturadas	0.5 g
Grasas monoinsaturadas	3 g
Colesterol	11 mg
Sodio	299 mg
Potasio	112 mg
Carbohidratos totales	18 g
Fibra alimentaria	3 g
Azúcares	0.5 g
Proteínas	8 g
Calcio 17% • Magnesio 3%	

Pizza mexicana

Rinde 6 porciones

½ taza de frijoles negros de lata lavados y escurridos

1 cucharada de salsa de pimiento chipotle de lata

3 cucharadas de agua

1 masa (de 12 pulgadas) de pizza precocida de trigo 100%
  integral

1 zucchini pequeño cortado en rebanadas circulares finas

½ taza de cebolla roja cortada en rebanas finas

½ taza de pimiento rojo cortado en rebanadas

½ taza de queso mozzarella descremado rallado

½ cucharadita de orégano seco

Precaliente el horno a 400°F. Coloque en una licuadora o
procesadora de alimentos los frijoles negros, la salsa de chipotle
y el agua. Licue hasta que se forme un puré homogéneo.
Distribuya la mezcla de manera uniforme sobre la masa.
Coloque las rodajas de zucchini, luego los morrones y las
cebollas, y por último el queso. Espolvoree orégano por encima
y hornee durante 15 minutos, o hasta que el queso forme
burbujas y se dore.

MODIFICACIONES POSIBLES

• También puede prepararse esta pizza con la masa de trigo
  100% integral descrita en la receta de "Pizza de verduras
  asadas" (página 158).

Información Nutricional (cantidad por porción)	
Calorías	18
Grasas totales	7 g
Grasas saturadas	6 g
Grasas poliinsaturadas	2 g
Grasas monoinsaturadas	10 g
Colesterol	11 mg
Sodio	303 mg
Potasio	122 mg
Carbohidratos totales	21 g
Fibra alimentaria	4 g
Azúcares	0.3 g
Proteínas	9 g
Calcio 14% • Magnesio 5%	

Macarrones saludables con queso
Rinde 4 porciones

½ taza de agua

1 cebolla blanca grande cortada en rebanadas

8 dientes de ajo medianos cortados en mitades

⅛ cucharadita de sal marina

⅛ cucharadita de pimienta negra machacada

1 cucharadita de mostaza oriental

8 onzas de macarrones de trigo 100% integral

1 taza de cabezuelas de brócoli picadas en trozos grandes

Una pizca de chile en hojuelas

⅓ taza de requesón con bajo contenido de grasa, dividida

1 taza de queso cheddar con bajo contenido de grasa, dividida

½ taza de migas de pan de trigo integral*

½ taza de queso parmesano rallado

¼ cucharadita de albahaca seca

1 cucharada de perejil fresco picado

* Migas de pan de trigo integral: coloque rebanadas de pan de trigo integral tostado o viejo en la procesadora y procese hasta que se formen migajas grandes.

Precaliente el horno a 425°F. Rocíe una placa de horno de 9 x 9 pulgadas con aceite de oliva en aerosol y reserve.

En una cacerola mediana, coloque el agua, la cebolla y el ajo. Tape el recipiente y deje cocinar a fuego mínimo durante unos 10 minutos, o hasta que la cebolla y el ajo puedan convertirse en puré fácilmente con un tenedor. Coloque la mezcla en una licuadora, agregue sal, pimienta y mostaza, y licue para unir.

Coloque agua en una olla grande y póngala a hervir. Eche en ella la pasta y cueza según las instrucciones del paquete hasta que esté al dente. En los últimos minutos de hervor, agregue el brócoli y tape el recipiente. Después de 3 minutos, cuele los fideos y el brócoli, y páselos bajo el chorro de agua fría para que la pasta no se siga cociendo.

Coloque la misma cacerola a fuego mínimo y vierta en ella la pasta de cebolla y ajo, las hojuelas de chile y 2 cucharadas del requesón. Revuelva para unir, luego mezcle el resto del requesón lentamente con un batidor de mano. Agregue la mitad del queso cheddar y revuelva hasta que se funda. Agregue el resto del cheddar y revuelva hasta que se funda. Incorpore los fideos cocidos y el brócoli, y revuelva con una cuchara grande hasta que la salsa cubra la mayor parte de la pasta. Traslade la preparación a la fuente para horno y cubra con las migas, el queso parmesano y la albahaca. Hornee durante unos 10 minutos, o hasta que las migas y el queso comiencen a dorarse. Retire la fuente del horno, distribuya perejil por encima y sirva caliente.

MODIFICACIONES POSIBLES

- Si no tiene macarrones, puede sustituirlos con tirabuzones o penne de trigo integral.
- Puede utilizar casi cualquier verdura: coliflor, zucchini, pimientos y espinaca.
- Puede usarse queso cottage (queso fresco) con bajo contenido de grasa en lugar de requesón. Colóquelo con la mezcla de cebolla y ajo en la licuadora, para que no se formen grumos.

Información Nutricional (cantidad por porción)	
Calorías	366
Grasas totales	9 g
Grasas saturadas	5 g
Grasas poliinsaturadas	0.3 g
Grasas monoinsaturadas	2 g
Colesterol	22 mg
Sodio	511 mg
Potasio	218 mg
Carbohidratos totales	44 g
Fibra alimentaria	8 g
Azúcares	0.7 g
Proteínas	25 g
Calcio 29% • Magnesio 7%	

Frijoles negros de Anna

Rinde 8 porciones

4 tazas de frijoles negros secos

1 o 2 hojas de laurel

¾ cucharadita de comino molido

3 cucharaditas de sal marina

¼ cebolla blanca pequeña cortada en rebanadas finas

2 o 3 dientes de ajo grandes enteros

1 o 2 chiles rojos o chiles de árbol secos

8 a 10 tazas de agua

Coloque todos los ingredientes en una cacerola grande y lleve a hervor. Baje el fuego y deje cocer durante 2 o 3 horas. Revise y revuelva la preparación cada 30 o 40 minutos, y agregue agua de ser necesario.

CONSEJOS

• Estos frijoles pueden servirse como guarnición para desayuno, almuerzo o cena, con o sin el caldo.

• Disfrute los frijoles en sopa, con el caldo, que contiene los minerales y vitaminas que soltaron los frijoles en la cocción.

• Si remoja los frijoles la noche anterior, reducirá el tiempo de cocción a la mitad. Eso también significa que no necesitará tanta agua para cocinarlos, ya que absorberán menos.

• Las cantidades de la receta se pueden ajustar: por cada taza de frijoles secos, use 3 o 4 de agua.

• Puede reemplazar los frijoles negros por casi cualquier otro tipo: alubias, pintos, habas y blancos.

Información Nutricional (cantidad por porción)	
Calorías	119
Grasas totales	0.5 g
Grasas saturadas	0.1 g
Grasas poliinsaturadas	0.2 g
Grasas monoinsaturadas	0.1 g
Colesterol	0 mg
Sodio	912 mg
Potasio	320 mg
Carbohidratos totales	21 g
Fibra alimentaria	0 g
Azúcares	0 g
Proteínas	8 g
Calcio 3% • Magnesio 16%	

Frijoles pintos
Rinde 8 porciones

2 tazas de frijoles pintos secos

1 hoja de laurel

2 dientes de ajo grandes enteros

1 chile jalapeño grande sin la parte superior

4 o 5 rodajas de cebolla blanca

1 cucharada de sal marina

6 tazas de agua

Coloque todos los ingredientes en una cacerola grande y lleve a hervor. Baje el fuego y deje cocer durante 2 o 3 horas. Revise y revuelva la preparación cada 30 o 40 minutos, y agregue agua de ser necesario.

CONSEJOS

• Estos frijoles pueden servirse como guarnición para desayuno, almuerzo o cena, con o sin el caldo.

• Si desea hacer un puré, cuele los frijoles y aplástelos con un machacador de papas: agregue algo de caldo para ablandar la preparación.

• Disfrute los frijoles en sopa, con el caldo. El caldo contiene los minerales y vitaminas que soltaron los frijoles en la cocción.

• Si remoja los frijoles la noche anterior, reducirá el tiempo de cocción a la mitad. Eso también significa que no necesitará tanta agua para cocinarlos, ya que absorberán menos.

• Las cantidades de la receta se pueden ajustar: por cada taza de frijoles secos, use 3 o 4 de agua.

Información Nutricional (cantidad por porción)	
Calorías	63
Grasas totales	0.3 g
Grasas saturadas	0.1 g
Grasas poliinsaturadas	0 g
Grasas monoinsaturadas	0 g
Colesterol	0 mg
Sodio	543 mg
Potasio	216 mg
Carbohidratos totales	12 g
Fibra alimentaria	4 g
Azúcares	0.1 g
Proteínas	4 g
Calcio 3% • Magnesio 7%	

Sopa de calabaza con crutones de trigo integral a la parmesana
Rinde 6 porciones

CRUTONES

2 rebanadas de pan de trigo 100% integral

4 cucharadas de aceite de oliva extra virgen

3 cucharadas de queso parmesano rallado

1 cucharadita de hierbas italianas secas (use una mezcla en
  paquete o mezcle tomillo, romero, orégano, perejil y albahaca)

⅛ cucharadita de pimienta negra machacada

SOPA

2 cucharadas de aceite de oliva extra virgen

½ cebolla pequeña picada

1 taza de zanahoria en cubos pequeños

3 dientes de ajo pequeños picados

2 tazas de puré de calabaza de lata

⅛ cucharadita de jengibre molido

⅛ cucharadita de canela molida

1½ cucharadita de perejil seco

Una pizca de chile en hojuelas

1½ litro de caldo de verduras o de pollo con bajo contenido de
  sodio

Precaliente el horno a 400°F. Para preparar los crutones, tueste
el pan, corte las rebanadas en pequeños cubos y colóquelos en
una bandeja de hornear. Rocíe con aceite y espolvoree sobre
ellos queso parmesano, hierbas y pimienta. Hornee durante
unos 5 minutos, o hasta que estén crocantes.

Para hacer la sopa, caliente el aceite en una olla grande a
fuego medio. Incorpore la cebolla, la zanahoria y el ajo. Cocine
durante 4 o 5 minutos, hasta que la cebolla se dore y se vuelva
traslúcida. Agregue la calabaza, el jengibre, la canela, el perejil
y el chile, y saltee durante aproximadamente 1 minuto. Cubra

con el caldo y lleve a hervor. Baje el fuego y deje cocinar durante unos 10 minutos. Vierta con cucharón en tazones y coloque dos o tres crutones en cada uno antes de servir.

Información Nutricional (cantidad por porción)	
Calorías	190
Grasas totales	11 g
Grasas saturadas	2 g
Grasas poliinsaturadas	2 g
Grasas monoinsaturadas	7 g
Colesterol	2 mg
Sodio	609 mg
Potasio	290 mg
Carbohidratos totales	20 g
Fibra alimentaria	5 g
Azúcares	8 g
Proteínas	4 g
Calcio 10% • Magnesio 7%	

Sopa de coliflor y zanahoria
Rinde 6 porciones

1 cabeza de coliflor grande picada en trozos grandes (unas
  8 tazas)

2 cucharadas de aceite de oliva extra virgen

½ cebolla blanca pequeña picada

2 dientes de ajo grandes picados

1 taza de zanahoria picada

1 cuarto de galón de caldo de verduras con bajo contenido de
  sodio

½ cucharadita de sal marina

½ cucharadita de pimienta negra machacada

⅛ cucharadita de chile en hojuelas

⅛ cucharadita de albahaca seca

Llene una olla grande con agua y lleve a hervor. Quite las
hojas exteriores de la cabeza de coliflor y corte y retire el centro.
Píquela en trozos grandes y échela al agua hirviendo. Cubra la
olla, deje hervir entre 6 y 8 minutos, o hasta que al pinchar con
un tenedor los trozos estén tiernos. Cuele la coliflor y deseche el
agua.

Caliente el aceite en la misma olla a fuego medio. Incorpore la
cebolla, el ajo y la zanahoria, y saltéelos hasta que la cebolla esté
traslúcida. Agregue la coliflor. Traslade una cucharada grande
de las verduras a la licuadora. Agregue 1 taza de caldo y licue a
velocidad baja para unir: luego suba la velocidad hasta que la
preparación esté lisa. Traslade las verduras licuadas a otra olla
grande y repita el proceso hasta haber licuado todas las verduras.

Caliente la mezcla sobre fuego medio-alto, y sazone con sal,
pimienta, chile en hojuelas y albahaca. Lleve a hervor y sirva
caliente.

Información Nutricional (cantidad por porción)	
Calorías	109
Grasas totales	5 g
Grasas saturadas	0.7 g
Grasas poliinsaturadas	0.8 g
Grasas monoinsaturadas	3 g
Colesterol	0 mg
Sodio	409 mg
Potasio	498 mg
Carbohidratos totales	14 g
Fibra alimentaria	5 g
Azúcares	3 g
Proteínas	4 g
Calcio 5% • Magnesio 6%	

Sopa de calabaza asada
Rinde 6 porciones

1 calabaza *butternut* (zapallo anco) grande o 2 bolsas (de 16 onzas) de calabaza butternut precortada (para no tener que asarla)

2 cucharadas de aceite de oliva extra virgen

1 diente de ajo grande

½ cebolla blanca mediana picada

2½ litros de caldo de verduras o de pollo con bajo contenido de sodio, dividido

⅛ cucharadita de pimienta negra machacada

¼ cucharadita de pimienta blanca

1 cucharada de perejil fresco picado

¼ cucharadita de chile en hojuelas

1 cucharadita de romero fresco picado fino

3 o 4 hojas de salvia fresca picadas finas

La calabaza puede asarse con uno o dos días de anticipación. Solo guárdela en un recipiente hermético en el refrigerador.

Precaliente el horno a 400°F. Corte la parte superior de la calabaza y retírela. Luego corte la calabaza a lo largo y retire con una cuchara metálica las semillas del centro hasta que no queden fibras ni semillas. Cubra una bandeja de hornear con aceite de oliva en aerosol y coloque las mitades boca abajo. Hornee la calabaza durante unos 30 minutos, o hasta que esté blanda al tacto. Retire del horno y deje enfriar por completo.

Coloque una olla grande sobre fuego medio y agréguele el aceite, el ajo y la cebolla. Saltee durante unos minutos, hasta que la cebolla se dore. Mientras tanto, retire con una cuchara la calabaza de su cáscara y agréguela a la preparación. Mezcle todo con una espátula para deshacer los trozos grandes. Cubra con 1 litro de caldo y lleve a hervor. Reduzca el fuego a mínimo y traslade las verduras por tandas a la licuadora, sin demasiado líquido. Licue a velocidad baja para unir, y luego aumente la velocidad hasta que la preparación esté lisa. Si la calabaza no se licua con facilidad, agregue un poco de caldo. Una vez licuada, regrésela a la cacerola, agregue el resto del caldo e incorpore las pimientas negra y blanca, perejil, hojuelas de chile picante, romero y salvia. Lleve la sopa a hervor y sirva caliente.

Sugerencia para servir: incorpore un remolino de una cucharadita de crema agria o yogur con bajo contenido de grasa en cada tazón de sopa, y luego distribuya perejil fresco picado encima antes de servir.

CONSEJO PARA COCINAR

• Si utiliza calabaza precortada, saltéela sobre fuego medio con aceite de oliva extra virgen hasta que esté tierna.

Información Nutricional (cantidad por porción)	
Calorías	158
Grasas totales	6 g
Grasas saturadas	0.9 g
Grasas poliinsaturadas	0.9 g
Grasas monoinsaturadas	1 g
Colesterol	0 mg
Sodio	699 mg
Potasio	425 mg
Carbohidratos totales	21 g
Fibra alimentaria	6 g
Azúcares	5 g
Proteínas	3 g
Calcio 10% • Magnesio 11%	

Sopa de brócoli
Rinde 4 porciones

8 taza de brócoli picado en trozos grandes

2 cucharadas de aceite de oliva extra virgen

1 taza de cebolla blanca picada

2 dientes de ajo grandes

3 tazas de caldo de pollo con bajo contenido de sodio

⅛ cucharadita de chile en hojuelas

¼ cucharadita de pimienta negra machacada

½ taza de leche con bajo contenido de grasa

Coloque agua en una olla grande y póngala a hervir. Agregue en ella el brócoli y hierva unos 8 a 10 minutos, o hasta que al insertar un tenedor se clave en los tallos con facilidad. Escurra el brócoli y resérvelo. Caliente el aceite en la misma olla a fuego medio. Incorpore la cebolla y el ajo, y cocínelos durante aproximadamente 2 minutos mientras revuelve, hasta que la cebolla esté traslúcida. Agregue el brócoli cocido y el caldo a la olla y cocine a fuego lento durante 4 o 5 minutos más. Apague el fuego y traslade a la licuadora, en pequeñas tandas, las verduras y muy poca cantidad de caldo. Licue a baja velocidad al principio, y luego a alta hasta que la preparación quede homogénea. Vierta la sopa licuada en otra olla y repita el procedimiento hasta que haya licuado toda la mezcla de brócoli. Agregue a la sopa las hojuelas de chile, pimienta negra y leche, y lleve a hervor. Distribuya a cucharadas en tazones y sirva.

Sugerencia para servir: puede cubrir la superficie con queso cheddar rallado o crutones de trigo integral antes de servir.

Información Nutricional (cantidad por porción)	
Calorías	291
Grasas totales	14 g
Grasas saturadas	5 g
Grasas poliinsaturadas	2 g
Grasas monoinsaturadas	7 g
Colesterol	24 mg
Sodio	227 mg
Potasio	641 mg
Carbohidratos totales	28 g
Fibra alimentaria	6 g
Azúcares	14 g
Proteínas	17 g
Calcio 45% • Magnesio 12%	

Sopa de frijoles de mamá
Rinde 4 porciones

6 tazas de frijoles pintos en caldo (consulte la receta de Frijoles
pintos de la página 166)

¼ taza de cebolla blanca picada

½ taza de tomate pera picado

2 aguacates grandes pelados, sin la semilla y cortados en cubos

4 cucharadas de cilantro fresco picado

4 cucharadas de queso Monterrey Jack con bajo contenido de
grasa rallado

4 cucharaditas de salsa de pimiento chipotle de lata

Lleve los frijoles a hervor en una olla mediana sobre fuego
medio a alto. Luego apague. Distribuya 1½ taza de los frijoles
con su caldo en cuatro tazones. Coloque por encima la cebolla
cruda picada, tomate, aguacate, cilantro, queso rallado y salsa de
chipotle. Sirva en el momento.

Nota personal de la chef Anna: este es un plato que me trae
mucha nostalgia. Cuando era niña, comíamos esta sopa con
frecuencia en la cena. Una gran olla de frijoles alcanzaba para
alimentarnos a mis hermanas y a mí toda la semana, y nunca
nos cansábamos. También nos encantaba ayudar a mamá a picar
los ingredientes y rallar el queso.

Información Nutricional *(cantidad por porción)*	
Calorías	258
Grasas totales	19 g
Grasas saturadas	3 g
Grasas poliinsaturadas	2 g
Grasas monoinsaturadas	9 g
Colesterol	2 mg
Sodio	620 mg
Potasio	774 mg
Carbohidratos totales	25 g
Fibra alimentaria	11 g
Azúcares	0.4 g
Proteínas	8 g
Calcio 10% • Magnesio 16%	

Aperitivos y guarniciones

Algunas veces puede ser difícil completar una comida con aperitivos y guarniciones. Las opciones compradas en la tienda o ya preparadas resultan muy cómodas, pero también están cargadas de ingredientes pesados como queso crema, mayonesa, crema agria y mantequilla, todos con alto contenido de grasa, y que pueden contener también mucho sodio. Los aperitivos y guarniciones congelados también abundan y es fácil meterlos en el horno, pero ¿por qué no ofrecer a nuestros invitados o a la familia algo fresco, saludable y delicioso que no los agobie? A continuación encontrará opciones con un giro saludable, además de nuevas ideas para probar en su próxima fiesta.

Salsa de frijoles negros y manzana
Rinde 6 porciones (3 tazas)

1 lata (de 15 onzas) de frijoles negros lavados y escurridos

½ manzana Granny Smith grande picada

¼ taza de cebolla roja picada fina

½ chile serrano mediano sin semillas y picado fino

3 cucharadas de cilantro fresco picado

El jugo de ½ lima grande

El jugo de ½ naranja grande

⅛ cucharadita de pimienta negra machacada

⅛ cucharadita de sal marina

Coloque todos los ingredientes en un tazón grande. Antes de servir, refrigere durante al menos 20 minutos para que se combinen los sabores.

Sugerencia para servir: sirva por encima de una pechuga de pollo, o como refrigerio o aperitivo, con *tortilla chips (totopos o nachos)* sin sal horneadas.

VARIACIÓN
• Para hacer la salsa menos picante, quite las semillas al chile serrano: para ello, córtelo en cuartos a lo largo y quite las nervaduras y las semillas.

Información Nutricional (cantidad por porción)	
Calorías	100
Grasas totales	0.4 g
Grasas saturadas	0.1 g
Grasas poliinsaturadas	0.2 g
Grasas monoinsaturadas	0 g
Colesterol	0 mg
Sodio	50 g
Potasio	281 mg
Carbohidratos totales	20 g
Fibra alimentaria	6 g
Azúcares	3 g
Proteínas	5 g
Calcio 3% • Magnesio 11%	

Salsa tropical
Rinde 10 porciones (5 tazas)

1 mango grande pelado, sin la semilla y cortado en cubos

2 aguacates grandes pelados, sin la semilla y cortados en cubos

1 pimiento rojo pequeño cortado en cubos

2 tomates pera grandes cortados en cubos

½ taza de cebolla roja cortada en cubos

3 cucharadas de cilantro fresco picado

½ chile jalapeño grande picado fino (sin semillas, para que pique menos)

El jugo de 1 lima

⅛ cucharadita de sal marina

⅛ cucharadita de pimienta negra machacada

Coloque todos los ingredientes en un tazón grande. Antes de servir, refrigere durante al menos 20 minutos para que se combinen los sabores.

Información Nutricional (cantidad por porción)	
Calorías	82
Grasas totales	6 g
Grasas saturadas	0.8 g
Grasas poliinsaturadas	0.7 g
Grasas monoinsaturadas	3 g
Colesterol	0 mg
Sodio	35 mg
Potasio	306 mg
Carbohidratos totales	9 g
Fibra alimentaria	3 g
Azúcares	3 g
Proteínas	1 g
Calcio 1% • Magnesio 4%	

Guacamole de la abuela

Rinde 8 porciones (unas 4 tazas)

6 aguacates grandes sin la semilla

½ taza de tomate pera picado

¼ taza de cebolla blanca picada

¼ taza de cilantro fresco picado

El jugo de 3 o 4 limas

½ cucharadita de sal marina

½ cucharadita de pimienta negra machacada

2 cucharadas de aceite de oliva extra virgen

½ chile serrano o jalapeño picado fino (opcional)

Al retirar la semilla de los aguacates, reserve dos para usar luego. Coloque la pulpa en un tazón grande. Aplástela con un tenedor o un machacador de papas hasta lograr la consistencia deseada. Agregue el resto de los ingredientes y mezcle bien. Guarde el guacamole y reserve las dos semillas para ayudar a retrasar el proceso de oxidación.

Información Nutricional	(cantidad por porción)
Calorías	258
Grasas totales	24 g
Grasas saturadas	3 g
Grasas poliinsaturadas	3 g
Grasas monoinsaturadas	15 g
Colesterol	0 mg
Sodio	157 mg
Potasio	720 mg
Carbohidratos totales	14 g
Fibra alimentaria	9 g
Azúcares	0.7 g
Proteínas	3 g
Calcio 2% • Magnesio 10%	

Salsa de chipotle para mojar

Rinde 4 porciones (1 taza)

1 cucharada de aceite de oliva extra virgen

½ cebolla blanca pequeña picada

2 dientes de ajo grandes picados

2 cucharaditas de salsa de pimiento chipotle de lata

1 taza de yogur estilo griego de sabor natural con bajo contenido
de grasa

⅛ cucharadita de sal marina

⅛ cucharadita de pimienta negra machacada

Caliente el aceite en una sartén pequeña a fuego medio-alto.
Incorpore la cebolla y el ajo, y cocínelos unos minutos hasta que la
cebolla esté traslúcida. Agregue la salsa de chipotle y mezcle bien.
Retire la sartén del fuego. Traslade la preparación a otro tazón
y agréguele el yogur. Mezcle bien y sazone con sal y pimienta al
gusto. Refrigere entre 20 y 30 minutos antes de servir.

Sugerencia para servir: sirva la preparación como salsa para
mojar chips de maíz o verduras frescas, o como salsa para fajitas
o burritos.

Información Nutricional (cantidad por porción)	
Calorías	78
Grasas totales	5 g
Grasas saturadas	1 g
Grasas poliinsaturadas	0.5 g
Grasas monoinsaturadas	3 g
Colesterol	4 mg
Sodio	98 g
Potasio	177 mg
Carbohidratos totales	7 g
Fibra alimentaria	0.4 g
Azúcares	4 g
Proteínas	4 g
Calcio 12% • Magnesio 3%	

Salsa de cebolla francesa para mojar

Rinde 8 porciones (2 tazas)

2 cucharadas de aceite de oliva extra virgen

1 cebolla blanca pequeña picada

2 dientes de ajo picados

1 taza de yogur estilo griego de sabor natural con bajo contenido
de grasa

1 taza de crema agria con bajo contenido de grasa

2 cucharaditas de salsa inglesa (Worcestershire)

⅛ cucharadita de sal marina

⅛ cucharadita de pimienta negra machacada

Cebollines picados, para decorar

Caliente el aceite en una sartén pequeña a fuego bajo.
Agregue la cebolla y el ajo, y saltee hasta que la cebolla se dore
y tiernice (mantenga el fuego bajo y mueva la cebolla lo menos
posible para que "sude"). Retire del fuego.

En un tazón, mezcle el yogur, la crema agria y la salsa inglesa,
y condimente con sal y pimienta al gusto. Agregue la mezcla de
cebolla y ajo, y mezcle bien. Adorne con el cebollín picado.

Sugerencia para servir: puede acompañar con chips de semilla de
lino, pimiento picado, zucchinis y zanahorias miniatura.

Información Nutricional	(cantidad por porción)
Calorías	161
Grasas totales	12 g
Grasas saturadas	6 g
Grasas poliinsaturadas	0.8 g
Grasas monoinsaturadas	5 g
Colesterol	28 mg
Sodio	140 mg
Potasio	247 mg
Carbohidratos totales	9 g
Fibra alimentaria	0.1 g
Azúcares	6 g
Proteínas	5 g
Calcio 19% • Magnesio 5%	

Salsa *Tzatziki* con yogur griego

Rinde 8 porciones (2 tazas)

2 dientes de ajo grandes picados muy finos

¼ de taza de pepino persa o inglés picado fino

¼ taza de hojas de menta fresca picada

1¾ taza de yogur estilo griego de sabor natural con bajo contenido de grasa

El jugo de ½ limón

1 cucharada de aceite de oliva extra virgen

¼ cucharadita de pimienta negra machacada

⅛ cucharadita de sal marina

Coloque todos los ingredientes picados con el yogur, el jugo de limón y el aceite en un tazón grande. Mezcle bien y agregue sal y pimienta. Antes de servir, deje reposar la preparación entre 30 minutos y una hora para que se fundan los sabores.

CONSEJO PARA SERVIR

• Puede disfrutarlo como salsa para mojar verduras crudas o pan pita de trigo integral, como salsa para burritos o sándwiches pita, o como aderezo para ensaladas.

Información Nutricional *(cantidad por porción)*	
Calorías	51
Grasas totales	3 g
Grasas saturadas	0.8 g
Grasas poliinsaturadas	0.3 g
Grasas monoinsaturadas	2 g
Colesterol	3 mg
Sodio	57 mg
Potasio	139 mg
Carbohidratos totales	4 g
Fibra alimentaria	0.1 g
Azúcares	4 g
Proteínas	3 g
Calcio 10% • Magnesio 3%	

Salsa de espinaca y alcachofa

Rinde 4 porciones

3 tazas de espinaca

2 latas (de 14 onzas) de corazones de alcachofa enjuagados, escurridos y picados en trozos grandes

1 diente de ajo grande picado fino

1 taza de yogur estilo griego de sabor natural con bajo contenido de grasa

½ taza de crema agria con bajo contenido de grasa

¼ cucharadita de perejil seco

¼ cucharadita de albahaca seca

½ taza de queso parmesano rallado, dividida

½ taza de queso mozzarella rallado parcialmente descremado, dividida

⅛ cucharadita de sal marina

⅛ cucharadita de pimienta negra machacada

Precaliente el horno a 400°F. Llene una olla mediana con agua y lleve a hervor. Agregue la espinaca; luego de 1 minuto, escúrrala en un colador. Déjela enfriar y luego estrújela con la mano para eliminar el agua. Trasládela a una tabla de cortar y píquela en trozos grandes.

Coloque la espinaca en la procesadora junto con los corazones de alcachofa, el ajo, el yogur, la crema agria, las hierbas secas, sal y pimienta, y la mitad de ambos quesos. Procese la mezcla unas cuantas veces hasta lograr la consistencia deseada. Hágalo en tandas, de ser necesario.

Traslade la preparación a una fuente para servir apta para horno y espárzala de manera uniforme con una espátula de hule. Cubra con el resto de los quesos. Hornee de 15 a 20 minutos, o hasta que el queso en la superficie se termine de derretir y comience a dorarse. Retire del horno y sirva en el momento.

Sugerencia para servir: puede servirse como salsa para mojar con verduras picadas, galletas o rebanadas de pan francés de cereales integrales.

MODIFICACIONES POSIBLES

• Para que la salsa sea más consistente, pique todos los ingredientes a mano en lugar de usar la procesadora.

• Pruebe servir la salsa fría.

Información Nutricional (cantidad por porción)	
Calorías	263
Grasas totales	14 g
Grasas saturadas	8 g
Grasas poliinsaturadas	0.6 g
Grasas monoinsaturadas	4 g
Colesterol	42 mg
Sodio	537 mg
Potasio	666 mg
Carbohidratos totales	18 g
Fibra alimentaria	6 g
Azúcares	4 g
Proteínas	20 g
Calcio 55% • Magnesio 20%	

Bruschettas deliciosas

Rinde 8 porciones

1 pan francés grande de trigo integral (unas 32 rodajas)

5 tomates *heirloom* grandes de colores diversos, sin el centro y picados finos

¾ taza de albahaca italiana fresca picada fina

8 a 10 hojas de menta fresca picada fina

2 dientes de ajo grandes picados finos

½ taza de cebolla roja picada fina

¼ taza de aceite de oliva extra virgen

⅓ taza de vinagre balsámico

¼ cucharadita de sal marina

¼ cucharadita de pimienta negra machacada

Precaliente el horno a 400°F. Corte el pan en rodajas de ¼ de pulgada de espesor. Dispóngalas en una bandeja de hornear y colóquelas en la rejilla media del horno. Tuéstelas durante unos 5 minutos, o hasta que estén apenas duras y con los bordes ligeramente dorados. Retire la fuente del horno y deje enfriar del todo las tostadas.

Escurra los tomates picados en un colador y mézclelos en un tazón grande con las hierbas, ajo y cebolla. Agregue el aceite y el vinagre, sal y pimienta.

Refrigere la preparación durante 30 minutos como mínimo, para que se fundan los sabores. Cubra cada rodaja de pan tostado con la mezcla.

Información Nutricional *(cantidad por porción)*	
Calorías	221
Grasas totales	8 g
Grasas saturadas	1 g
Grasas poliinsaturadas	1 g
Grasas monoinsaturadas	5 g
Colesterol	0 mg
Sodio	396 mg
Potasio	260 mg
Carbohidratos totales	33 g
Fibra alimentaria	4 g
Azúcares	2 g
Proteínas	7 g
Calcio 0.9% • Magnesio 3%	

Pasta para untar de zucchinis asados
Rinde 6 porciones (2 tazas)

2 zucchinis verdes grandes cortados a lo largo en rebanadas de alrededor de ¼ de pulgada de espesor

1 zucchini amarillo grande cortado a lo largo en rebanadas de alrededor de ¼ de pulgada de espesor

½ cebolla roja pequeña picada en trozos grandes

2 dientes de ajo grandes enteros

¼ taza de vinagre balsámico

¼ cucharadita de pimienta negra machacada

¼ cucharadita de chile en hojuelas

¼ cucharadita de albahaca seca

⅛ taza de aceite de oliva extra virgen

¼ taza de queso parmesano rallado

1 o 2 cucharadas de agua, según sea necesario

Precaliente el horno a 400°F.

Disponga las rebanadas de zucchini y la cebolla picada en una asadera con el ajo. Rocíe con vinagre balsámico y sazone con pimienta negra, hojuelas de chile y albahaca. Ase durante 10 o 12 minutos, o hasta que la cebolla se ablande y comience a dorarse.

Traslade las verduras cocidas a la licuadora o procesadora. Mientras procesa, rocíe aceite de oliva lentamente en la mezcla, alternado con queso parmesano. Deberá obtenerse como resultado una pasta para untar espesa. Si desea que tenga una consistencia más líquida, agregue 2 cucharadas de agua mientras procesa la mezcla.

Sugerencia para servir: puede servirla como salsa para mojar con verduras picadas o pan de trigo integral en rebanadas, o como salsa para cubrir pollo o pescado.

Información Nutricional (cantidad por porción)	
Calorías	98
Grasas totales	7 g
Grasas saturadas	2 g
Grasas poliinsaturadas	0.9 g
Grasas monoinsaturadas	5 g
Colesterol	3 mg
Sodio	85 mg
Potasio	243 mg
Carbohidratos totales	7 g
Fibra alimentaria	2 g
Azúcares	1 g
Proteínas	7 g
Calcio 8% • Magnesio 6%	

Salsa de hummus con *chips* de pita al curry para mojar

Rinde 8 porciones (1 porción equivale a 5 cucharadas de hummus y 5 chips)

CHIPS DE PITA

2 panes pita de trigo 100% integral

1 o 2 cucharadas de curry en polvo

SALSA DE HUMMUS PARA MOJAR

2 latas (de 15 onzas) de garbanzos enjuagados y escurridos

¼ taza de pasta de semillas de ajonjolí (tahini)

El jugo de 2 limones

2 dientes de ajo pequeños picados

¼ cucharadita de sal marina

½ cucharadita de pimienta negra machacada

5 cucharadas de aceite de oliva extra virgen, divididas

½ cucharadita de orégano seco

Precaliente el horno a 400°F.

Corte los panes en trozos de 1 pulgada y colóquelos en una bandeja de hornear. Espolvoree encima el curry y hornee de 5 a 8 minutos, o hasta que el pan esté crocante.

Mientras tanto, prepare la salsa para mojar: coloque en la procesadora los garbanzos, la pasta de ajonjolí, jugo de limón, ajo, sal y pimienta. Mientras procesa, rocíe 4 cucharadas del aceite hasta que no haya trozos grandes y el hummus tenga una consistencia homogénea. Si se desea un hummus más líquido, agregue de a 1 cucharada de agua mientras procesa. Traslade la preparación a una fuente para servir, espolvoree orégano seco y rocíe la cucharada de aceite restante. Sirva junto con los trozos de pita al curry calientes.

MODIFICACIONES POSIBLES
- Puede sustituir un poco de agua para reducir la cantidad de aceite usado y ayudar a lograr la consistencia deseada.

Información Nutricional *(cantidad por porción)*	
Calorías	299
Grasas totales	14 g
Grasas saturadas	2 g
Grasas poliinsaturadas	4 g
Grasas monoinsaturadas	8 g
Colesterol	0 mg
Sodio	475 mg
Potasio	262 mg
Carbohidratos totales	37 g
Fibra alimentaria	7 g
Azúcares	1 g
Proteínas	9 g
Calcio 9% • Magnesio 11%	

Hummus picante de tomates secados al sol

Rinde 8 porciones (de 5 cucharadas)

2 latas (de 15 onzas) de garbanzos enjuagados y escurridos

¼ taza de pasta de semillas de ajonjolí (tahini)

El jugo de 2 limones

2 dientes de ajo grandes

2 cucharadas de rodajas de tomate secado al sol

1 chile rojo o chile de árbol seco

½ cucharadita de sal marina

½ cucharadita de pimienta negra machacada

5 cucharadas de aceite de oliva extra virgen, divididas

Coloque los garbanzos, la pasta de ajonjolí, el jugo de limón, el ajo, el tomate, el chile, sal y pimienta en la procesadora. Mientras procesa, rocíe el aceite hasta que no haya trozos grandes y el hummus tenga una consistencia homogénea. Si se desea un hummus más líquido, agregue de a 1 cucharada de agua mientras procesa. Traslade a una fuente para servir, espolvoree orégano seco por encima, rocíe aceite de oliva, y sirva.

Información Nutricional (cantidad por porción)	
Calorías	262
Grasas totales	14 g
Grasas poliinsaturadas	2 g
Grasas monoinsaturadas	8 g
Colesterol	0 mg
Sodio	471 mg
Potasio	294 mg
Fibra alimentaria	6 g
Azúcares	1 g
Proteínas	7 g
Calcio 7% • Magnesio 11%	

Maíz rústico a la parrilla
Rinde 4 porciones

4 elotes grandes

¼ cucharadita de sal marina

¼ cucharadita de pimienta negra machacada

4 cucharadas de aceite de oliva extra virgen

4 dientes de ajo grandes picados finos

Abra las hojas de los elotes y retires los hilos de cada uno. Mezcle la sal y la pimienta en un tazón pequeño. Utilice una brocha para cubrir los granos con aceite y esparza sobre cada elote el ajo picado y luego la sal y pimienta mezcladas. Vuelva a tapar los elotes con las hojas y áselos a fuego bajo hasta que estén cocidos por completo (unos 12 o 15 minutos): voltéelos de tanto en tanto.

VARIACIÓN

• Quite las hojas y envuelva cada elote en papel de aluminio para asarlos.

Información Nutricional (cantidad por porción)	
Calorías	249
Grasas totales	16 g
Grasas saturadas	2 g
Grasas poliinsaturadas	3 g
Grasas monoinsaturadas	11 g
Colesterol	0 mg
Sodio	167 mg
Potasio	401 mg
Carbohidratos totales	28 g
Fibra alimentaria	4 g
Azúcares	5 g
Proteínas	5 g
Calcio 1% • Magnesio 14%	

Bastones de camote fritos a la parrilla
Rinde 4 porciones

1 libra de camotes (alrededor de 4 medianos) con piel

4 cucharadas de aceite de oliva extra virgen

½ cucharadita de comino molido

½ cucharadita de pimienta de Cayena

¼ cucharadita de pimienta negra machacada

¼ cucharadita de sal marina

Llene una olla grande con agua y lleve a hervor. Coloque los camotes en el agua y hiérvalos de 10 a 12 minutos, o hasta que al insertar un tenedor se deslice con facilidad pero el centro esté ligeramente firme. Cuele los camotes y déjelos enfriar. Una vez fríos, córtelos por la mitad a lo largo, y luego en trozos de ½ pulgada de espesor, también a lo largo. Puede que se salga algo de piel, pero no la quite, ya que aporta fibra nutritiva. Con una brocha, cubra cada trozo con aceite, y espolvoree encima comino y pimientas de Cayena y negra. Disponga los camotes sobre la parrilla y cocínelos 1 o 2 minutos de cada lado. Retírelos del fuego, sale y sirva.

MODIFICACIONES POSIBLES

• Hornee trozos de papa sazonados en un horno precalentado a 400°F hasta que se doren, mientras los voltea cada cierto tiempo, durante unos 20 minutos o hasta que al insertar un tenedor, este se deslice con facilidad.

Información Nutricional (cantidad por porción)	
Calorías	258
Grasas totales	14 g
Grasas saturadas	2 g
Grasas poliinsaturadas	2 g
Grasas monoinsaturadas	10 g
Colesterol	0 mg
Sodio	166 mg
Potasio	166 mg
Carbohidratos totales	32 g
Fibra alimentaria	4 g
Azúcares	0 g
Proteínas	2 g
Calcio 3% • Magnesio 3%	

Espárragos asados
Rinde 4 porciones

1 libra de espárragos
5 cucharadas de aceite de oliva extra virgen
Cáscara rallada de 1 limón grande
El jugo de ½ limón
3 dientes de ajo grandes picados
¼ cucharadita de sal marina
⅛ cucharadita de pimienta negra machacada

Corte y deseche los extremos gruesos y fibrosos de los espárragos. En una fuente de horno grande o en bandejas de hornear con borde, distribuya los espárragos en una sola capa pareja, y rocíelos con aceite. Hágalos rodar para que se bañe toda su superficie. Agregue encima de los espárragos la ralladura y el jugo de limón, ajo, sal y pimienta. Vuelva a hacer rodar los espárragos para que los condimentos cubran toda su superficie. Colóquelos sobre una parrilla caliente y haga rodar los espárragos en forma constante para que no se quemen. Áselos unos 2 minutos y regréselos a la fuente del marinado para servirlos.

Información Nutricional (cantidad por porción)	
Calorías	163
Grasas totales	18 g
Grasas saturadas	3 g
Grasas poliinsaturadas	3 g
Grasas monoinsaturadas	13 g
Colesterol	0 mg
Sodio	292 mg
Potasio	119 mg
Carbohidratos totales	3 g
Fibra alimentaria	0.9 g
Azúcares	0 g
Proteínas	1 g
Calcio 1% • Magnesio 7%	

Coles silvestres asadas
Rinde 4 porciones

1 libra de coles silvestres
4 cucharadas de vinagre de vino tinto
5 cucharadas de aceite de oliva extra virgen
¼ cucharadita de sal marina
¼ cucharadita de pimienta negra machacada

Corte los extremos gruesos de los tallos y descártelos. Luego lave las coles y séquelas dándoles golpes suaves. Coloque cada hoja directamente sobre una parrilla caliente. Voltéelas después de 30 segundos. Cuando comiencen a ablandarse y tomar color oscuro, retírelas, colóquelas en una olla grande y cubra con una tapa. Después de asar todas las hojas, déjelas reposar en la olla tapada durante unos 5 minutos para que continúen cociéndose con el vapor. Retire las hojas de la olla y córtelas en tiras de 2 pulgadas de ancho. Colóquelas en la olla, cúbralas con el vinagre, aceite, sal y pimienta al gusto. Sírvalas calientes o frías.

Información Nutricional (cantidad por porción)	
Calorías	135
Grasas totales	14 g
Grasas saturadas	2 g
Grasas poliinsaturadas	2 g
Grasas monoinsaturadas	10 g
Colesterol	0 mg
Sodio	156 mg
Potasio	80 mg
Carbohidratos totales	3 g
Fibra alimentaria	2 g
Azúcares	0.2 g
Proteínas	1 g
Calcio 6% • Magnesio 1%	

Guisado de ejotes diferente al de mamá

Rinde 6 porciones

4½ tazas de ejotes

¼ taza de chalotes picados

2 dientes de ajo grandes picados finos

⅛ cucharadita de sal marina

Pimienta negra machacada

2 cucharadas de aceite de oliva extra virgen

1 limón grande

¾ taza de avellanas tostadas picadas

Corte y deseche ambos extremos de los ejotes. Lleve a hervor una olla grande de agua, coloque en ella los ejotes y hiérvalos durante unos 5 minutos. Escúrralos en un colador y enjuáguelos con agua helada (así se detiene el proceso de cocción, para que los ejotes conserven su verde brillante y se mantengan crujientes).

Caliente el aceite en una sartén grande a fuego medio. Agregue los chalotes y el ajo, y cocine durante unos minutos, hasta que comiencen a dorarse. Incorpore los ejotes y sazone con sal y pimienta al gusto. Ralle la cáscara de limón sobre la preparación. Luego corte el limón a la mitad y agregue el jugo. Cocine entre 5 y 7 minutos, o hasta que se caliente bien.

Traslade la mezcla de ejotes a una fuente para servir grande y esparza encima las avellanas picadas. Sirva en el momento.

Información Nutricional (cantidad por porción)	
Calorías	181
Grasas totales	15 g
Grasas saturadas	2 g
Grasas poliinsaturadas	2 g
Grasas monoinsaturadas	11 g
Colesterol	0 mg
Sodio	55 mg
Potasio	340 g
Carbohidratos totales	12 g
Fibra alimentaria	5 g
Azúcares	1 g
Proteínas	5 g
Calcio 7% • Magnesio 13%	

Guisado de coles de bruselas
Rinde 6 porciones

1½ libra (6 tazas) de coles de bruselas

2 tajadas gruesas de panceta cortadas en cubos

2 cucharadas de chalotes picados

2 dientes de ajo grandes picados finos

½ taza de piñones tostados, dividida

½ cucharadita de pimienta negra machacada

Precaliente el horno a 400°F.

Coloque agua en una olla grande y póngala a hervir. Quite y deseche las hojas externas de las coles de Bruselas, y recorte los tallos. Córtelas por la mitad y échelas al agua hirviendo. Hiérvalas de 10 a 15 minutos, o hasta que se las pueda pinchar con facilidad con un tenedor. Escúrralas y resérvelas.

Recorte la grasa de la panceta antes de cortarla. Caliente una cacerola grande a fuego medio y coloque la panceta en ella. Saltéelo hasta que esté dorado y crujiente (unos 4 o 5 minutos). Colóquela sobre toallas de papel para que escurra. En la misma sartén, coloque el ajo, los chalotes y la mitad de los piñones. Cocine hasta que los piñones se doren (1 o 2 minutos) e incorpore las coles. Siga cocinando unos 2 o 3 minutos más para que absorban los sabores de la panceta y el ajo. Vierta la mezcla en una fuente de horno de 8 por 8 pulgadas, sazone con pimienta y hornee de 10 a 15 minutos, o hasta que se dore la parte superior de las coles. Retire la fuente del horno y cubra las coles con el resto de los piñones antes de servir.

Información Nutricional (cantidad por porción)	
Calorías	128
Grasas totales	9 g
Grasas saturadas	0.9 g
Grasas poliinsaturadas	4 g
Grasas monoinsaturadas	2 g
Colesterol	2 mg
Sodio	56 mg
Potasio	425 mg
Carbohidratos totales	10 g
Fibra alimentaria	4 g
Azúcares	2 g
Proteínas	5 g
Calcio 4% • Magnesio 12%	

Salteado de col rizada y calabaza *butternut* (zapallo anco)

Rinde 6 porciones

1 libra de col rizada

1 libra (4 tazas) de calabaza *butternut* (zapallo anco) precortada

2 cucharadas de aceite de oliva extra virgen

1 cucharada de chalotes picados finos

2 dientes de ajo grandes picados

½ taza de piñones tostados

Una pizca de chile en hojuelas

⅛ cucharadita de sal marina

⅛ cucharadita de pimienta negra machacada

4 cucharadas de queso pecorino romano rallado

Corte y deseche los extremos ásperos de la col rizada. Lávela, séquela por completo y píquela en trozos grandes. Caliente el aceite en una sartén grande a fuego medio. Incorpore la calabaza y cocine entre 15 y 20 minutos, o hasta que se dore y al insertar un tenedor, este se deslice con facilidad. Agregue la col rizada, cocine 1 minuto y luego agregue el chalote, ajo, hojuelas de chile, sal y pimienta. Saltee la mezcla durante 3 minutos más, agregue los piñones y cocine otro minuto. Traslade la preparación a un plato para servir y cubra con el queso pecorino romano.

MODIFICACIONES POSIBLES

• El pecorino romano es un queso parecido al parmesano: salado, duro y seco, pero está hecho con leche de oveja. Si no lo encuentra en la tienda, puede sustituirlo con parmesano.

Información Nutricional (cantidad por porción)	
Calorías	144
Grasas totales	7 g
Grasas saturadas	2 g
Grasas poliinsaturadas	1 g
Grasas monoinsaturadas	4 g
Colesterol	3 mg
Sodio	133 mg
Potasio	627 mg
Carbohidratos totales	21 g
Fibra alimentaria	6 g
Azúcares	1 g
Proteínas	5 g
Calcio 19% • Magnesio 15%	

Verduras salteadas con frijoles *cannellini*
Rinde 4 porciones

1 libra de hojas verdes variadas (como brotes de mostaza, col
 rizada, col silvestre y acelga) picadas en trozos grandes

3 cucharadas de aceite de oliva extra virgen

½ cebolla roja pequeña, picada fina

2 dientes de ajo grandes picados

¼ cucharadita de chile en hojuelas

⅛ cucharadita de sal marina

⅛ cucharadita de pimienta negra machacada

3 cucharadas de agua o caldo de pollo

½ cucharada de cáscara de limón rallada

1 lata (de 15 onzas) de frijoles *cannellini* lavados y escurridos

¼ taza de piñones tostados

Lave las verduras y séquelas bien. Caliente el aceite en una
sartén grande a fuego medio y coloque la cebolla en él. Después
de un minuto, agregue el ajo y las hojuelas de chile, y una
vez que el ajo comience a despedir su fragancia, incorpore las
verduras y sazone con sal y pimienta. Se reducirán un poco de
tamaño. Revuélvalas con frecuencia para evitar que se quemen.
Agregue el agua o caldo y tape. Después de unos 3 minutos,
quite la tapa, agregue los frijoles y cocine otros 2 minutos para
terminar de calentar los frijoles. Traslade la preparación a una
fuente para servir y cúbrala con los piñones tostados.

Información Nutricional (cantidad por porción)	
Calorías	302
Grasas totales	17 g
Grasas saturadas	2 g
Grasas poliinsaturadas	5 g
Grasas monoinsaturadas	9 g
Colesterol	0 mg
Sodio	67 mg
Potasio	769 g
Carbohidratos totales	31 g
Fibra alimentaria	8 g
Azúcares	0.9 g
Proteínas	11 g
Calcio 17% • Magnesio 23%	

Coliflor asada
Rinde 4 porciones

4 tazas de cabezuelas de coliflor (1 planta pequeña)

4 cucharadas de aceite de oliva extra virgen

3 dientes de ajo grandes picados

½ cucharadita de chile en hojuelas

Cáscara rallada de 1 limón grande

⅛ cucharadita de sal marina

⅛ cucharadita de pimienta negra machacada

3 cucharadas de albahaca fresca picada

Precaliente el horno a 400°F. Retire y deseche los tallos y el centro de la coliflor. Colóquela en una fuente para horno de 8 por 8 pulgadas. Rocíe con aceite y esparza sobre la coliflor el ajo, las hojuelas de chile, la ralladura de limón, sal y pimienta. Agite un poco la fuente para que el aceite se extienda y los ingredientes cubran la coliflor. Hornee de 15 a 20 minutos: agite la fuente después de 10 minutos para que la coliflor no se pegue. Retire del horno, coloque encima albahaca fresca y sirva en el momento.

Información Nutricional (cantidad por porción)	
Calorías	150
Grasas totales	14 g
Grasas saturadas	2 g
Grasas poliinsaturadas	2 g
Grasas monoinsaturadas	10 g
Colesterol	0 mg
Sodio	69 mg
Potasio	324 mg
Carbohidratos totales	6 g
Fibra alimentaria	3 g
Azúcares	0.1 g
Proteínas	2.2 g
Calcio 3% • Magnesio 4%	

Verduras salteadas

Rinde 4 porciones

1 libra de espárragos
2 cucharadas de aceite de oliva extra virgen
¼ cebolla blanca picada
1 diente de ajo grande picado
1 zucchini verde grande picado
1 zucchini amarillo grande picado
1 cucharada de perejil fresco picado
El jugo de ½ limón
⅛ cucharadita de sal marina
⅛ cucharadita de pimienta negra machacada

Corte y deseche los extremos duros de los espárragos. Caliente el aceite en una sartén grande a fuego medio. Coloque en ella la cebolla y el ajo, y después de un minuto, los espárragos. Luego de entre 2 y 3 minutos, agregue los zucchinis, el perejil y el jugo de limón. Cocine 4 o 5 minutos más, y luego retire del fuego. Sazone con sal y pimienta al gusto antes de servir.

Información Nutricional (cantidad por porción)	
Calorías	108
Grasas totales	7 g
Grasas saturadas	1 g
Grasas poliinsaturadas	1 g
Grasas monoinsaturadas	5 g
Colesterol	0 mg
Sodio	6 mg
Potasio	482 mg
Carbohidratos totales	12 g
Fibra alimentaria	4 g
Azúcares	2 g
Proteínas	3 g
Calcio 4% • Magnesio 9%	

Berenjenas y zucchinis a la parrilla
Rinde 4 porciones

1 berenjena grande cortada en rodajas de ½ pulgada
2 zucchinis cortados en rebanadas a lo largo
¼ cucharadita de sal marina, dividida
⅛ cucharadita de pimienta negra machacada
¼ cucharadita de perejil seco
¼ cucharadita de albahaca seca
¼ cucharadita de orégano seco
6 cucharadas de vinagre balsámico
4 cucharadas de aceite de oliva extra virgen

Disponga las rebanadas de berenjena sobre toallas de papel y espolvoree una pizca de sal sobre cada una para extraer el exceso de humedad. Después de entre 10 y 15 minutos, presione suavemente las rodajas con toallas de papel, para secarlas. Disponga las berenjenas y zucchinis sobre una bandeja de hornear con bordes. Espolvoree pimienta y hierbas secas, y rocíe con vinagre y aceite. Ase las verduras en una parrilla o plancha para asar durante 4 a 6 minutos; voltéelas a la mitad de la cocción. Retire las verduras de la parrilla o plancha y sirva.

Información Nutricional (cantidad por porción)	
Calorías	183
Grasas totales	14 g
Grasas saturadas	2 g
Grasas poliinsaturadas	2 g
Grasas monoinsaturadas	10 g
Colesterol	0 mg
Sodio	160 mg
Potasio	533 mg
Carbohidratos totales	15 g
Fibra alimentaria	5 g
Azúcares	2 g
Proteínas	2 g
Calcio 3% • Magnesio 10%	

Arroz integral con cilantro y lima
Rinde 2 porciones

¾ taza de arroz integral sin cocer

1½ taza de caldo de verduras con bajo contenido de sodio

El jugo de 1 lima

1 cucharada de cilantro fresco picado

En una olla pequeña a fuego fuerte, lleve a hervor el arroz y el caldo. Tape la olla, reduzca el fuego a mínimo, y deje hervir durante unos 40 minutos o hasta que el arroz esté cocido y se haya absorbido el líquido. Una vez que el arroz esté cocido, remuévalo con un tenedor, agregue el jugo de lima y el cilantro, y revuelva para que se mezcle bien.

Información Nutricional (cantidad por porción)	
Calorías	56
Grasas totales	0.3 g
Grasas saturadas	0.1 g
Grasas poliinsaturadas	0.1 g
Colesterol	0 mg
Sodio	174 mg
Potasio	40 mg
Carbohidratos totales	12 g
Fibra alimentaria	1 g
Azúcares	1 g
Proteínas	1 g
Calcio 2% • Magnesio 4%	

Cuscús simple
Rinde 4 porciones (2 tazas)

¾ taza de cuscús de trigo integral sin cocer
¾ taza de caldo de verduras con bajo contenido de sodio
1 cucharada de aceite de oliva extra virgen
⅛ cucharadita de pimienta negra machacada

Caliente una olla pequeña a fuego medio y agregue el cuscús para tostarlo hasta que esté ligeramente dorado y despida aroma. Tueste alrededor de 2 minutos, sin dejar de revolver. Coloque el cuscús temporalmente en un tazón. Vierta el caldo en la olla y llévelo a ebullición. Luego agregue el cuscús y retire la olla del fuego. Cubra y deje reposar 5 minutos. Ablande el cuscús con un tenedor, rocíe aceite y espolvoree pimienta antes de servir.

Información Nutricional (cantidad por porción)	
Calorías	84
Grasas totales	4 g
Grasas saturadas	0.9 g
Grasas poliinsaturadas	0.5 g
Grasas monoinsaturadas	3 g
Colesterol	0 mg
Sodio	147 mg
Potasio	0 mg
Carbohidratos totales	11 g
Fibra alimentaria	0.9 g
Azúcares	3 g
Proteínas	2 g
Calcio 0.4% • Magnesio 0%	

Quinua y verduras
Rinde 4 porciones

1 taza de quinua sin cocer
2 tazas de caldo de verduras
2 cucharadas de aceite de oliva extra virgen
¼ taza de cebolla roja picada
1 diente de ajo pequeño picado
1 zucchini grande cortado en cubos pequeños
⅛ cucharadita de chile en hojuelas
3 tazas de espinaca

Enjuague la quinua (si no viene enjuagada). Coloque la quinua y el caldo en una olla grande y lleve a ebullición. Reduzca el fuego a bajo y cubra con la tapadera ligeramente entreabierta. Hierva a fuego lento entre 15 y 20 minutos, o hasta que se haya absorbido el líquido y la quinua se haya desenrollado y esté *al dente*.

Caliente el aceite en una sartén aparte a fuego medio. Incorpore la cebolla, el ajo y el zucchini, y cocínelos hasta que la cebolla esté traslúcida. Sazone con hojuelas de chile y transfiera las verduras a la olla con la quinua cocinada. Agregue la espinaca, revuelva y cubra la olla. Deje reposar 5 minutos. Sirva caliente.

Información Nutricional	(cantidad por porción)
Calorías	265
Grasas totales	10 g
Grasas saturadas	1 g
Grasas poliinsaturadas	1 g
Grasas monoinsaturadas	5 g
Colesterol	0 mg
Sodio	251 mg
Potasio	260 mg
Carbohidratos totales	37 g
Fibra alimentaria	5 g
Azúcares	5 g
Proteínas	8 g
Calcio 4% • Magnesio 7%	

Relleno más saludable*

Rinde 6 porciones

7 u 8 rebanadas de pan de trigo integral, cortadas en cubos de
   1 pulgada (4 tazas)

4 salchichas italianas muy condimentadas de pavo o pollo

3 cucharadas de aceite de oliva extra virgen

2 tallos de apio picados

2 dientes de ajo grandes picados

1 cebolla blanca mediana picada

1 taza de hongos criminis rebanados finos

½ taza de vino blanco

2 o 3 tazas de caldo de pollo con bajo contenido de sodio

2 cucharadas de perejil fresco picado

3 o 4 hojas grandes de salvia fresca, finamente picada

1 taza de nueces picadas

1 taza de arándanos rojos secos

Para preparar los cubos de pan, precaliente el horno a 375°F.
Puede usar una rebanada pequeña de pan de trigo integral o de
granos enteros, o usar pan para sándwich de trigo integral o de
granos enteros, pero tenga en cuenta que solo necesita 4 tazas
de cubos de pan para esta receta. Coloque los cubos de manera
uniforme en una bandeja de hornear y tuéstelos en el horno
aproximadamente 5 minutos. Agite la bandeja para mover los
trozos y hornee otros 5 minutos o hasta que la mayoría de los
trozos estén tostados y crujientes por arriba. Retírelos del horno
y colóquelos en un recipiente grande. Cúbralos con un paño
y déjelos a temperatura ambiente toda la noche para que los
cubos se pongan duros.

Para hacer el relleno, retire el envoltorio de las salchichas y
desmenuce la carne. Caliente el aceite en una sartén grande a
fuego medio. Agregue las salchichas y el apio, y cocine entre 6 y
8 minutos. Retire la mezcla con una espumadera y drene sobre

varias capas de toallas de papel. En la misma sartén, agregue el ajo, la cebolla y los hongos. Agregue el vino y raspe el fondo de la sartén para combinar los sabores. Hierva a fuego lento un par de minutos y luego agregue la mezcla de carne y cubos de pan, un puñado a la vez. Agregue 2 tazas de caldo, perejil, salvia, nueces y arándanos rojos. Cubra la sartén y cocine a fuego lento hasta que la mezcla empiece a burbujear, unos 5 o 6 minutos. Vierta la taza de caldo restante si prefiere que el relleno sea más húmedo. Retire del fuego y sirva.

MODIFICACIONES POSIBLES
• No es necesario hornear. Pero si lo desea, agregue ½ taza más de caldo, transfiera a un molde para hornear de 9 por 13 pulgadas y hornee a 350°F durante 20 minutos, o hasta que la superficie del relleno esté dorada y crujiente.

Información Nutricional (cantidad por porción)	
Calorías	403
Grasas totales	18 g
Grasas saturadas	2 g
Grasas poliinsaturadas	10 g
Grasas monoinsaturadas	3 g
Colesterol	17 mg
Sodio	589 mg
Potasio	321 g
Carbohidratos totales	50 g
Fibra alimentaria	7 g
Azúcares	21 g
Proteínas	13 g
Calcio 10% • Magnesio 17%	

* Esta receta se debe empezar por lo menos 1 día antes para hacer sus propios cubos de pan de trigo integral.

Postres

¡A todos les encanta el postre! Aunque esté contando las calorías, es importante darse un gusto de vez en cuando. Estas recetas de postres ofrecen delicias que satisfacen las ganas de comer algo dulce, sin dejar de lado la salud. Tenga en mente que al hacer un postre en casa puede controlar exactamente cuánta azúcar y demás ingredientes agrega, mientras que es imposible saber qué contienen realmente los postres que venden en tiendas y restaurantes. ¡A disfrutar!

Sundae de frutos del bosque
Rinde 6 porciones

1½ taza de fresas cortadas en trozos grandes

1½ taza de arándanos azules

1½ taza de frambuesas

1½ cucharada de vinagre balsámico

Una pizca de pimienta negra machacada

1½ cucharadita de cáscara de limón rallada

1½ cucharadita de cáscara de naranja rallada

El jugo de ½ naranja

½ cucharadita de extracto de vainilla

3 tazas de yogur estilo griego de sabor natural con bajo
  contenido de grasa

6 cucharadas de almendras tostadas cortadas en rebanadas

Coloque todos los ingredientes, excepto el yogur y las almendras, en una olla grande a fuego medio y cocine hasta que el líquido empiece a burbujear. Reduzca el fuego a bajo y hierva la mezcla durante unos 15 minutos o hasta que se espese. Los frutos del bosque se deshacen naturalmente y forman una salsa con trozos de pulpa. Para que la salsa sea más homogénea, machaque los frutos del bosque con un tenedor o un machacador. Retire del fuego. Coloque ½ taza de yogur en seis tazones, bañe con la salsa y agregue almendras tostadas.

Información Nutricional (cantidad por porción)	
Calorías	163
Grasas totales	4 g
Grasas saturadas	2 g
Grasas poliinsaturadas	0.7 g
Grasas monoinsaturadas	1 g
Colesterol	5 mg
Sodio	47 mg
Potasio	353 mg
Carbohidratos totales	20 g
Fibra alimentaria	5 g
Azúcares	10 g
Proteínas	14 g
Calcio 13% • Magnesio 6%	

Albaricoques asados con canela
Rinde 4 porciones

4 albaricoques grandes sin la semilla cortados por la mitad
1 cucharada de aceite de oliva extra virgen
¼ cucharadita de canela molida

Con una brocha unte ambos lados de cada mitad de albaricoque con aceite y coloque el lado plano hacia abajo en una parrilla o una plancha para asar caliente. Ase aproximadamente 4 minutos, voltee las mitades de albaricoque y cocine unos minutos más, hasta que se ablanden. Retire los albaricoques de la parrilla y espolvoree canela. Cómalos calientes o fríos.

Información Nutricional	(cantidad por porción)
Calorías	47
Grasas totales	4 g
Grasas saturadas	0.5 g
Grasas poliinsaturadas	0.5 g
Grasas monoinsaturadas	3 g
Colesterol	0 mg
Sodio	0.4 mg
Potasio	91 mg
Carbohidratos totales	4 g
Fibra alimentaria	0.8 g
Azúcares	3 g
Proteínas	0.5 g
Calcio 0.6% • Magnesio 0.9%	

Duraznos asados con relleno de *ricotta* y glaseado balsámico

Rinde 4 porciones

4 duraznos grandes sin la semilla cortados por la mitad
1 cucharada de aceite de oliva extra virgen
1 taza de *ricotta* con bajo contenido de grasa
¼ cucharadita de canela molida
⅛ cucharadita de nuez moscada molida
2 cucharadas de leche con bajo contenido de grasa
2 cucharadas de glaseado balsámico (página 89)

Con una brocha unte ambos lados de cada mitad de durazno con aceite y coloque el lado plano hacia abajo en una parrilla o una plancha para asar caliente. Ase aproximadamente 4 minutos, voltee las mitades de durazno y cocine unos minutos más, hasta que se ablanden. Mientras se asan los duraznos, mezcle *la ricotta*, la leche, la canela y la nuez moscada en un tazón pequeño, revolviendo para incorporar uniformemente los sabores. Retire los duraznos de la parrilla, y con una cuchara sirva ¼ de taza de la mezcla de *ricotta* en el centro de cada mitad de durazno. Rocíe glaseado balsámico sobre cada una y sirva.

Información Nutricional *(cantidad por porción)*	
Calorías	191
Grasas totales	9 g
Grasas saturadas	4 g
Grasas poliinsaturadas	0.7 g
Grasas monoinsaturadas	4 g
Colesterol	20 mg
Sodio	83 mg
Potasio	387 mg
Carbohidratos totales	22 g
Fibra alimentaria	3 g
Azúcares	0.6 g
Proteínas	8 g
Calcio 19% • Magnesio 5%	

Piña asada

Rinde 6 porciones

1 piña grande rebanada y sin el centro

Apoye la piña de lado y córtele la parte superior y la parte inferior. Póngala en posición vertical sobre su nueva base plana. Trabajando en dirección circular, quite la cáscara con un movimiento descendente, desde el extremo superior hasta la base. Tenga cuidado de no quitar demasiada fruta con la cáscara. Cuando haya extraído la cáscara, quite los puntos oscuros que observe. Luego vuelva a apoyarla en forma horizontal y corte rebanadas del grosor deseado. Use un cortador de galletas o un cuchillo para quitar el corazón no comestible de cada rodaja.

Coloque los aros de piña directamente sobre la parrilla caliente. Ase aproximadamente 3 minutos o hasta que aparezcan marcas de la parrilla. Luego, voltee los aros y ase otros 2 o 3 minutos. Sírvala caliente o fría.

Información Nutricional (cantidad por porción)	
Calorías	39
Grasas totales	0.4 g
Grasas saturadas	0 g
Grasas poliinsaturadas	0.1 g
Grasas monoinsaturadas	0.1 g
Colesterol	0 mg
Sodio	0.8 mg
Potasio	89 mg
Carbohidratos totales	10 g
Fibra alimentaria	1 g
Azúcares	8 g
Proteínas	0.3 g
Calcio 0.6% • Magnesio 3%	

Sangría roja
Rinde 8 porciones

1 botella (de 750 ml) de vino de mesa español

¼ taza de coñac

¼ taza de Cointreau

½ taza de jugo de naranja

1 taza de jugo de granada

2 naranjas cortadas en rodajas finas

2 manzanas Granny Smith cortadas en rebanadas delgadas

1½ taza de agua de seltzer, agua mineral o agua mineral con gas

En una jarra grande, mezcle el vino, el coñac, el Cointreau y los jugos de frutas. Agregue las rebanadas de fruta y enfríe en el refrigerador al menos 30 minutos antes de servir. Agregue el agua de seltzer, mineral o mineral con gas justo antes de servir.

Información Nutricional (cantidad por porción)	
Calorías	173
Grasas totales	0.3 g
Grasas saturadas	0 g
Grasas poliinsaturadas	0 g
Grasas monoinsaturadas	0 g
Colesterol	0 mg
Sodio	9 mg
Potasio	272 mg
Carbohidratos totales	21 g
Fibra alimentaria	2 g
Azúcares	17 g
Proteínas	0.9 g
Calcio 4% • Magnesio 5%	

Sangría blanca
Rinde 8 porciones

1 botella (de 750 ml) de vino blanco frío, por ejemplo *sauvignon blanc* o *pinot grigio*

¼ taza de coñac

2 duraznos grandes firmes, sin la semilla, cortados por la mitad y luego en rebanadas delgadas

3 peras Bartlett cortadas en rebanadas delgadas

1 taza de frambuesas

15–20 hojas de menta fresca

1½ taza de agua de seltzer, agua mineral o agua mineral con gas

En una jarra grande, mezcle el vino y el coñac. Agregue las rebanadas de fruta y las hojas de menta, y enfríe en el refrigerador al menos 30 minutos antes de servir. Agregue el agua de *seltzer*, mineral o mineral con gas justo antes de servir.

Información Nutricional (cantidad por porción)	
Calorías	139
Grasas totales	0.4 g
Grasas saturadas	0 g
Grasas poliinsaturadas	0.1 g
Grasas monoinsaturadas	0.1 g
Colesterol	0 mg
Sodio	5 mg
Potasio	254 mg
Carbohidratos totales	16 g
Fibra alimentaria	3 g
Azúcares	0 g
Proteínas	0.8 g
Calcio 3% • Magnesio 5%	

Bebida refrescante de pepino y sandía
Rinde 4 porciones (5 tazas)

5 tazas de melón sin semillas picado

1 taza de pepino picado sin pelar

10 hojas de menta fresca

El jugo de ½ lima

Licue la sandía y el pepino en una licuadora, en tandas si es necesario. Agregue la menta y el jugo de lima la última vez que licue. Sirva frío como bebida o como sopa de verano, o congele en moldes de paleta para consumir como delicia dietética.

Información Nutricional (cantidad por porción)	
Calorías	66
Grasas totales	0.9 g
Grasas saturadas	0.1 g
Grasas poliinsaturadas	0.3 g
Grasas monoinsaturadas	0.3 g
Colesterol	0 mg
Sodio	5 mg
Potasio	267 mg
Carbohidratos totales	15 g
Fibra alimentaria	1 g
Azúcares	13 g
Proteínas	2 g
Calcio 2% • Magnesio 6%	

Manzanas rellenas de queso *brie*
Rinde 4 porciones

1 cuña pequeña de queso *brie*

4 manzanas gala grandes

1½ cucharada de jugo de limón, divididas

⅛ cucharadita de nuez moscada molida

¼ cucharadita de canela molida

¼ taza de pasas de casis o zarzaparrilla negra

¼ taza de nueces picadas

2 cucharadas de azúcar moreno, dividido

Precaliente el horno a 375°F. Coloque la cuña de queso *brie* en el congelador durante 10 minutos (para que sea más fácil picarlo).

Para quitar el centro de cada manzana, corte en un movimiento circular amplio alrededor de la parte superior de la manzana hacia la base. Saque la parte superior y corte y elimine las partes duras restantes. Con una cucharita, saque la mayor parte del interior de la manzana, junto con las semillas que hayan quedado. Elimine las semillas y pique la pulpa de la manzana en trozos grandes (aproximadamente 1½ taza). Reserve en un tazón mediano. Con una brocha, aplique jugo de limón en la parte interna de la manzana sin centro. Reserve el jugo de limón restante.

Saque el queso *brie* del congelador y córtelo en cubos pequeños, aproximadamente del mismo tamaño que los trozos de manzana (½ taza). Agregue el queso *brie* y los demás ingredientes a la mezcla de manzana y bañe con el jugo de limón restante. Mezcle para incorporar los ingredientes de manera uniforme. Con una cuchara, rellene cada manzana sin centro con la mezcla de manzana con queso, hasta cubrir por encima de la manzana (para que parezca que tiene exceso de relleno). Espolvoree con azúcar moreno.

Coloque las manzanas rellenas en un molde redondo para pastel de 9 pulgadas y agregue aproximadamente ½ pulgada de agua al molde. Cubra con papel de aluminio y hornee entre 20 y 25 minutos o hasta que pueda penetrar fácilmente las manzanas con un tenedor o palillo de dientes.

Información Nutricional (cantidad por porción)	
Calorias	242
Grasas totales	10 g
Grasas saturadas	4 g
Grasas poliinsaturadas	4 g
Grasas monoinsaturadas	2 g
Colesterol	18 mg
Sodio	115 mg
Potasio	245 mg
Carbohidratos totales	35 g
Fibra alimentaria	6 g
Azúcares	27 g
Proteínas	5 g
Calcio 5% • Magnesio 4%	

Puré de manzana con especias
Rinde 4 porciones

5 manzanas grandes peladas

¼ taza de agua

1 rama de canela

3 clavos de olor

Cáscara de ½ limón

½ cucharadita de jengibre molido

Corte las manzanas peladas en cuñas y elimine los corazones. Coloque las manzanas, el agua y las especias en una olla grande. Cubra y hierva a fuego lento 20 minutos o hasta que las manzanas hayan absorbido el líquido y se sientan esponjosas al tacto. Retire la rama de canela y los clavos, y machaque las manzanas con un machacador de papas o un tenedor hasta lograr la consistencia deseada. Para que el puré de manzana sea homogéneo, transfiera la mezcla a una licuadora y licue en tandas pequeñas.

Sugerencia para servir: agregue puré de manzana caliente y nueces pecanas desmenuzadas o nueces al helado de vainilla, o disfrútelo solo.

Información Nutricional (cantidad por porción)	
Calorías	157
Grasas totales	0.4 g
Grasas saturadas	0.2 g
Grasas poliinsaturadas	0.2 g
Grasas monoinsaturadas	0 g
Colesterol	0 mg
Sodio	0.1 mg
Potasio	308 mg
Carbohidratos totales	41 g
Fibra alimentaria	7 g
Azúcares	27 g
Proteínas	0.4 g
Calcio 2% • Magnesio 4%	

Postre de camote
Rinde 1 porción

1 camote pequeño o ½ camote grande

½ taza de yogur de vainilla con bajo contenido de grasa

¼ cucharadita de canela molida

2 cucharadas de almendras en rebanadas

Precaliente el horno a 400°F. Inserte un tenedor en varios lugares del camote, envuélvalo en papel de aluminio y colóquelo en una bandeja de hornear para recolectar los jugos que caigan. Hornee entre 30 y 40 minutos o hasta que el camote esté blando y flexible al tacto. Retire del horno, desenvuelva y coloque en un tazón. Córtelo por el medio y agregue el yogur, la canela y las almendras.

Información Nutricional (cantidad por porción)	
Calorías	179
Grasas totales	6 g
Grasas saturadas	7 g
Grasas poliinsaturadas	1 g
Grasas monoinsaturadas	3 g
Colesterol	7 mg
Sodio	108 mg
Potasio	633 mg
Carbohidratos totales	23 g
Fibra alimentaria	3 g
Azúcares	14 g
Proteínas	9 g
Calcio 27% • Magnesio 13%	

Durazno con coñac y manzanas con pecanas acarameladas

Rinde 6 porciones

¼ taza de pasas de frutos del bosque (cualquier mezcla, como pasas doradas, cerezas y arándanos rojos)

½ taza de coñac

2 cucharadas de aceite de oliva extra virgen

4 duraznos maduros sin la semilla, cortados por la mitad y luego en cubos

2 manzanas gala grandes sin pelar, sin el centro y cortadas en cubos

1 cucharada de cáscara de naranja rallada

½ cucharadita de canela molida

⅛ cucharadita de jengibre molido

2 cucharadas de licor de naranja

PECANAS ACARAMELADAS

½ taza de pecanas picadas

3 cucharadas de azúcar moreno

1 cucharada de agua

En un tazón mediano, sumerja las frutas pasas en el coñac mientras prepara el resto de los ingredientes.

Para las pecanas acarameladas, en una sartén seca, tueste las pecanas a fuego medio, hasta que estén ligeramente doradas y pueda sentir el olor a tostado. Agregue el azúcar moreno y mezcle bien. Cuando el azúcar empiece a fundirse, agregue el agua y revuelva rápidamente de manera que la mezcla se cubra uniformemente. Inmediatamente pase la mezcla a una hoja grande de papel encerado y espárzala en una capa delgada. Deje reposar 5 minutos o hasta que se endurezca. Separe el papel encerado y desmenuce a mano.

Caliente el aceite en una sartén grande para saltear y coloque los duraznos y las manzanas. Agregue la cáscara de naranja y la canela, y revuelva para que la fruta se cubra uniformemente y empiece a acaramelarse. Agregue la mezcla de frutos del bosque con coñac y hierva a fuego lento 30 segundos. Vierta el licor de naranja y mezcle. Sirva caliente en tazones individuales y cubra con las pecanas acarameladas.

Sugerencia para servir: adorne con una cucharada de crema batida hecha en casa (página 228).

Información Nutricional (cantidad por porción)	
Calorías	274
Grasas totales	12 g
Grasas saturadas	1 g
Grasas poliinsaturadas	3 g
Grasas monoinsaturadas	7 g
Colesterol	0 mg
Sodio	3 mg
Potasio	427 mg
Carbohidratos totales	37 g
Fibra alimentaria	6 g
Azúcares	18 g
Proteínas	2 g
Calcio 2% • Magnesio 6%	

Fresas maceradas con crema batida hecha en casa

Rinde 6 porciones

2 tazas de fresas en rebanadas

2 cucharadas de vinagre balsámico

3 cucharadas de azúcar moreno

¼ cucharadita de pimienta negra machacada

CREMA BATIDA

¼ taza de crema espesa para batir, fría

½ cucharadita de extracto de vainilla

2 cucharadas de azúcar moreno

1½ cucharadita de cáscara de naranja rallada

Coloque las rebanadas de fresa en un tazón grande. Agregue el vinagre y el azúcar, y mézclelos; deje reposar al menos 30 minutos para que se combinen los sabores y se forme una salsa como jarabe.

En un tazón aparte, bata la crema fría y la vainilla con una batidora de mano a velocidad alta, hasta que se formen burbujas y la crema comience a espesarse. Agregue gradualmente el azúcar mientras mezcla, y siga mezclando hasta alcanzar el punto de nieve. Incorpore la cáscara de naranja con una espátula.

Sirva las fresas en tazones pequeños y agrégueles pimienta negra y crema batida. Rocíe la parte superior con jarabe del que quedó en el tazón de fresas.

DATO INTERESANTE

• El azúcar moreno no es totalmente necesario para las fresas maceradas, pero sí ayuda a equilibrar el ácido del vinagre balsámico, además de contribuir a formar un jarabe delicioso y relativamente saludable.

- A pesar de que la crema espesa para batir no tiene bajo contenido de calorías, no es necesario utilizar mucha y en realidad es una opción más saludable que las cremas batidas procesadas. ¡Usted sabe exactamente qué ingredientes emplear en esta receta!
- Agregue 2 cucharadas de licor de naranja a la mezcla de fresas para preparar un postre "solo para adultos".

Información Nutricional (cantidad por porción)	
Calorías	82
Grasas totales	4 g
Grasas saturadas	2 g
Grasas poliinsaturadas	0.2 g
Grasas monoinsaturadas	1 g
Colesterol	14 mg
Sodio	9 mg
Potasio	119 mg
Carbohidratos totales	15 g
Fibra alimentaria	1 g
Azúcares	13 g
Proteínas	0.5 g
Calcio 2% • Magnesio 2%	

Ensalada de frutas estilo mexicano
Rinde 4 porciones

½ melón cantalupo, cortado en cubos tamaño bocadillo
(aproximadamente 2 tazas)

5 fresas grandes cortadas en rebanadas

2 kiwis pelados, cortados por la mitad y luego en rebanadas

1 banana grande, en rebanadas

½ taza de uvas verdes y rojas cortadas por la mitad

1 taza de queso *cottage* con bajo contenido de grasa

¼ taza de pasas

3 cucharadas de miel

½ taza de granola con bajo contenido de azúcar

Coloque toda la fruta cortada en un tazón grande. Adorne
con queso *cottage* y pasas, y luego rocíe miel encima. Deje
reposar 30 minutos en el refrigerador y luego mezcle antes de
servir en tazones pequeños. Adorne cada porción con granola.

CONSEJOS ÚTILES

- Este postre saludable también es excelente como desayuno o
refrigerio. La única modificación es no agregar miel, porque la
fruta ya contiene suficiente azúcar.

- Si usa granola comprada en la tienda, asegúrese de leer la
etiqueta con atención. A menudo la granola de paquete
contiene grandes cantidades de azúcar agregado y otros
edulcorantes innecesarios. Asegúrese de encontrar la más
natural con la menor cantidad de azúcar.

Información Nutricional (cantidad por porción)	
Calorías	295
Grasas totales	5 g
Grasas saturadas	1 g
Grasas poliinsaturadas	2 g
Grasas monoinsaturadas	1 g
Colesterol	2 mg
Sodio	251 mg
Potasio	561 mg
Carbohidratos totales	56 g
Fibra alimentaria	5 g
Azúcares	36 g
Proteínas	11 g
Calcio 8% • Magnesio 15%	

Ensalada dulce de zanahoria y manzana
Rinde 4 porciones

2 manzanas Granny Smith grandes, cortadas en tiras
(aproximadamente 1½ taza)

2 zanahorias grandes, cortadas en tiras (aproximadamente 1½
taza)

1 taza de yogur estilo griego de sabor natural con bajo contenido
de grasa

¼ taza de pasas

1 cucharadita de canela molida

¼ cucharadita de jengibre molido

¼ cucharadita de curry en polvo

Mezcle las manzanas y las zanahorias con el yogur, agregue los demás ingredientes y mezcle. Deje reposar al menos 30 minutos antes de servir.

Sugerencia para servir: utilícela para cubrir waffles o panqueques.

Información Nutricional (cantidad por porción)	
Calorías	117
Grasas totales	0.7 g
Grasas saturadas	0 g
Grasas poliinsaturadas	0.1 g
Grasas monoinsaturadas	0 g
Colesterol	0 mg
Sodio	50 mg
Potasio	216 mg
Carbohidratos totales	26 g
Fibra alimentaria	4 g
Azúcares	19 g
Proteínas	6 g
Calcio 9% • Magnesio 4%	

Postre batido de banana y chocolate

Rinde 2 porciones

1 banana mediana congelada, picada

¾ taza de leche de almendras sin endulzar

¼ taza de agua

1½ cucharada de cacao en polvo sin endulzar

⅛ cucharadita de canela molida

1 cucharada de mantequilla de almendras cruda, sin sal

3 gotas de extracto de almendras

3 o 4 cubos de hielo

Ramita de menta fresca

Coloque todos los ingredientes, excepto la menta, en la licuadora y licue a velocidad alta aproximadamente un minuto. Para que el batido sea más espeso y granizado, agregue más hielo. Adorne con menta fresca.

Información Nutricional *(cantidad por porción)*	
Calorías	139
Grasas totales	7 g
Grasas saturadas	1 g
Grasas poliinsaturadas	1 g
Grasas monoinsaturadas	3 g
Colesterol	0 mg
Sodio	71 mg
Potasio	464 mg
Carbohidratos totales	21 g
Fibra alimentaria	4 g
Azúcares	9 g
Proteínas	3 g
Calcio 11% • Magnesio 18%	

Mini banana *split*

Rinde 2 porciones

3 cucharadas de chispas de chocolate amargo, o chocolate
amargo picado

1 banana grande, en rebanadas

1 taza de yogur con bajo contenido de grasa

¼ taza de fresas picadas

¼ taza de piña picada

2 cucharadas de almendras tostadas picadas

Coloque el chocolate en un tazón pequeño para microondas
y hornee durante 10 segundos. Mezcle y repita el proceso
hasta que el chocolate esté totalmente derretido. Para armar los
banana split en dos moldes pequeños, coloque las rebanadas de
banana alrededor de cada plato y luego sirva con una cuchara el
yogur congelado en el centro, en medio de las bananas. Agregue
los ingredientes para cubrir y rocíe con chocolate.

Información Nutricional (cantidad por porción)	
Calorías	332
Grasas totales	11 g
Grasas saturadas	5 g
Grasas poliinsaturadas	1 g
Grasas monoinsaturadas	2 g
Colesterol	5 mg
Sodio	69 mg
Potasio	375 mg
Carbohidratos totales	58 g
Fibra alimentaria	5 g
Azúcares	42 g
Proteínas	6 g
Calcio 13% • Magnesio 11%	

Postre congelado de frutos del bosque para adultos
Rinde 2 porciones

¼ taza de fresas en rebanadas

¼ taza de arándanos azules

¼ taza de frambuesas

4 cucharadas de licor Grand Marnier

1 cucharadita de cáscara de limón rallada

2 tazas de yogur estilo griego de sabor natural con bajo
  contenido de grasa

½ cucharadita de extracto de vainilla

¼ taza de pecanas tostadas sin sal picadas

En un tazón mediano, coloque los frutos del bosque, el Grand Marnier y la cáscara de limón, y deje reposar alrededor de 20 minutos, mezclando ocasionalmente. En un tazón grande, mezcle el yogur y la vainilla. En dos copas altas forme los postres congelados alternando capas de la mezcla de yogur y de la mezcla de frutos del bosque. Adorne con pecanas.

Información Nutricional (cantidad por porción)	
Calorías	310
Grasas totales	11 g
Grasas saturadas	0.9 g
Grasas poliinsaturadas	3 g
Grasas monoinsaturadas	6 g
Colesterol	0 mg
Sodio	81 mg
Potasio	121 mg
Carbohidratos totales	22 g
Fibra alimentaria	3 g
Azúcares	18 g
Proteínas	22 g
Calcio 28% • Magnesio 11%	

Mini pasteles saludables de queso con costra de oblea de vainilla con almendras
Rinde 6 porciones (equivale a 12 pastelitos)

COSTRA

3½ onzas de obleas de vainilla (½ caja pequeña)

½ taza de almendras tostadas cortadas en rebanadas finas

½ cucharadita de canela molida

¼ de taza de semillas de lino

4 cucharadas de aceite de oliva extra virgen

MASA DEL PASTEL DE QUESO

1 taza de requesón de leche entera

2 tazas de yogur estilo griego de sabor natural con bajo
contenido de grasa

1 cucharada de jarabe de arce

Cáscara rallada de ½ lima

Cáscara rallada de ½ limón

El jugo de ½ limón

1 cucharadita de extracto de vainilla

1 huevo batido

¼ taza de harina

Precaliente el horno a 350°F.

Para hacer la costra, mezcle las obleas, las almendras, la canela
y las semillas de lino en un procesador de alimentos hasta que
la mezcla tenga consistencia de harina. Agregue aceite hasta que
la mezcla se compacte. Engrase con aceite de oliva en aerosol
un molde para bollos de 12 cuencas. Divida la mezcla entre las
cuencas, y con los dedos moldee la costra dentro de cada una,
verificando que cubra los lados completos. Hornee entre 8 y 10
minutos o hasta que las costras se doren y tengan aroma. Retire
del horno y deje enfriar por completo.

Para preparar la masa, bata en un tazón grande todos los ingredientes, excepto el huevo y la harina, hasta que no queden grumos. Agregue el huevo batido a la masa y mezcle muy bien. Agregue harina y mezcle con una espátula hasta que se incorpore.

Vierta la masa en las costras frías y vuelva a hornear a 350°F entre 15 y 20 minutos más o hasta que agite el molde y el relleno no se mueva. Retire del horno y deje enfriar por completo.

Sugerencia para servir: si cuando desmolda los mini pasteles de queso, quedan migas pegadas al fondo del molde, use las migas para adornar los pasteles de queso. También puede incluir otros ingredientes como arándanos azules, zarzamoras y frambuesas frescas.

Información Nutricional (cantidad por porción)	
Calorías	367
Grasas totales	23 g
Grasas saturadas	5 g
Grasas poliinsaturadas	5 g
Grasas monoinsaturadas	12 g
Colesterol	21 mg
Sodio	134 mg
Potasio	226 mg
Carbohidratos totales	25 g
Fibra alimentaria	5 g
Azúcares	10 g
Proteínas	16 g
Calcio 25% • Magnesio 10%	

Galletas de avena deliciosas

Rinde 36 galletas; 1 galleta por porción

½ taza de mantequilla sin sal a temperatura ambiente

¾ taza de azúcar moreno bien compactado

2 huevos grandes

1 cucharadita de extracto de vainilla

1 taza de harina integral

½ taza de harina de arroz integral

3 cucharadas de semillas de lino

1 cucharadita de bicarbonato de sodio

½ cucharadita de canela molida

⅛ cucharadita de jengibre molido

⅛ cucharadita de nuez moscada molida

3 tazas de avena tradicional

1 taza de pasas

1 taza de nueces tostadas picadas

Precaliente el horno a 350°F.

En un tazón grande, bata la mantequilla y el azúcar con una batidora eléctrica a velocidad media, hasta que la consistencia sea cremosa. Agregue los huevos y la vainilla, y bata bien. En un tazón aparte, coloque las harinas, las semillas de lino, el bicarbonato de sodio, la canela, el jengibre y la nuez moscada. Agregue en tres tandas la mezcla de ingredientes secos a la mezcla húmeda, incorporando uniformemente después de cada tanda. Agregue la avena, las pasas y las nueces, y luego mezcle a mano con una espátula hasta que se incorporen uniformemente.

Coloque la masa por cucharadas redondeadas a las bandejas de hornear sin engrasar. Tenga cuidado de no poner demasiadas.

Hornee entre 8 y 10 minutos o hasta que se doren. Enfríe 1 minuto en las bandejas de hornear y luego transfiera a un soporte de alambre. Repita el proceso para la segunda tanda de galletas. Enfríe por completo y guarde en un recipiente hermético.

Información Nutricional (cantidad por porción)	
Calorías	130
Grasas totales	6 g
Grasas saturadas	2 g
Grasas poliinsaturadas	2 g
Grasas monoinsaturadas	2 g
Colesterol	17 mg
Sodio	43 mg
Potasio	140 mg
Carbohidratos totales	23 g
Fibra alimentaria	3 g
Azúcares	9 g
Proteínas	3 g
Calcio 2% • Magnesio 8%	

Pan vegano de dátiles y nueces
Rinde 10 porciones

1 taza de dátiles sin semilla picados

1 taza de pecanas picadas en trozos grandes

1½ cucharadita de bicarbonato de sodio

⅛ cucharadita de sal

3 cucharadas de aceite de oliva extra virgen

¾ taza de agua hirviendo

1½ bananas medianas maduras, en puré

¼ taza de azúcar moreno bien compactado

1 cucharadita de extracto de vainilla

½ cucharadita de canela molida

⅛ cucharadita de nuez moscada molida

⅛ cucharadita de jengibre molido

1½ taza de harina de trigo integral

Precaliente el horno a 350°F. Rocíe con aceite de oliva en aerosol un molde para pan de 8 por 4 pulgadas.

En un tazón grande, coloque los dátiles, las pecanas, el bicarbonato de sodio, la sal y el aceite. Vierta el agua hirviendo sobre la mezcla y revuelva para incorporar. Deje reposar 15 minutos.

En un tazón grande aparte, machaque las bananas con un tenedor y agregue el azúcar, la vainilla, la canela, la nuez moscada y el jengibre. Revuelva con una cuchara. Agregue la harina y revuelva. Agregue la mezcla de dátiles, incorporando los ingredientes con una espátula hasta que la masa sea uniforme. Tenga cuidado de no revolver demasiado después de incorporar todos los ingredientes. Con una cuchara traslade la mezcla al molde para pan y hornee entre 35 y 45 minutos, o hasta que al insertar un palillo de dientes, este salga limpio. Revise el pan a los 35 minutos. El pan se seguirá cociendo después de retirarlo del horno, así que tenga cuidado de no hornearlo demasiado. Cuando el pan se haya enfriado ligeramente, deslice un cuchillo alrededor de los bordes del molde y coloque el pan sobre un soporte para dejarlo enfriar completamente. Corte 10 rebanadas.

Información Nutricional (cantidad por porción)	
Calorías	268
Grasas totales	13 g
Grasas saturadas	2 g
Grasas poliinsaturadas	3 g
Grasas monoinsaturadas	8 g
Colesterol	0 mg
Sodio	22 mg
Potasio	256 mg
Carbohidratos totales	40 g
Fibra alimentaria	5 g
Azúcares	21 g
Proteínas	4 g
Calcio 2% • Magnesio 6%	

Pan de zucchini y zanahoria

Rinde 10 porciones

1 taza de harina integral

½ taza de harina para todo uso

⅛ cucharadita de sal marina

½ cucharadita de polvo de hornear

½ cucharadita de bicarbonato de sodio

½ cucharadita de jengibre molido

1½ cucharadita de canela molida

2 huevos

¼ taza de aceite de oliva extra virgen

¼ taza de puré de manzana sin endulzar

½ taza de azúcar moreno bien compactado

1 cucharadita de extracto de vainilla

1½ taza de zucchini rallado

½ taza de zanahoria rallada

½ taza de nueces tostadas picadas

Precaliente el horno a 325°F. Rocíe un molde de 8 por 4 pulgadas con aceite de oliva en aerosol.

En un tazón mediano, tamice las harinas, la sal, el polvo de hornear, el bicarbonato de sodio, el jengibre y la canela. En un tazón grande aparte, bata los huevos, el aceite, el puré de manzana, el azúcar y la vainilla con una batidora eléctrica. Agregue los ingredientes tamizados a los ingredientes húmedos y bata bien hasta que ya no haya puntos secos en la masa, aproximadamente 30 segundos. Revuelva el zucchini (no lo escurra ni lo exprima), las zanahorias y las frutas secas con una espátula hasta que se mezclen bien. Vierta la masa en el molde preparado.

Hornee entre 40 y 50 minutos, o hasta que al insertar un palillo de dientes, este salga limpio. Revise el pan a los 40 minutos. Deje enfriar el molde en una rejilla durante

20 minutos. Retire el pan del molde y deje enfriar por completo. Corte 10 rebanadas.

Información Nutricional (cantidad por porción)	
Calorías	216
Grasas totales	11 g
Grasas saturadas	2 g
Grasas poliinsaturadas	4 g
Grasas monoinsaturadas	5 g
Colesterol	37 mg
Sodio	111 mg
Potasio	181 mg
Carbohidratos totales	31 g
Fibra alimentaria	3 g
Azúcares	16 g
Proteínas	5 g
Calcio 4% • Magnesio 5%	

Minipanecillos veganos de banana

Rinde 6 porciones (12 minipanecillos)

½ taza de harina integral

¼ taza de harina para todo uso

½ cucharadita de bicarbonato de sodio

½ cucharadita de polvo de hornear

½ cucharadita de canela molida

⅛ cucharadita de sal

2 bananas medianas maduras

¼ taza de azúcar moreno bien compactado

⅛ taza de puré de manzana sin endulzar

⅛ cucharadita de extracto de vainilla

1½ cucharada de aceite de oliva extra virgen

¼ taza de nueces tostadas picadas

Precaliente el horno a 375°F. Rocíe un molde de minipanecillos con aceite de oliva en aerosol.

En un tazón grande, tamice juntos las harinas, el polvo de hornear, el bicarbonato de sodio, la canela y la sal. En un tazón grande aparte, machaque la banana y agregue el azúcar moreno, el puré de manzana, la vainilla y el aceite. Agregue la mezcla de harina a la mezcla de banana y revuelva hasta que se humedezca. No revuelva esta masa en exceso. Incorpore las nueces.

Con una cucharita, llene las cuencas preparadas de los bollos con la masa. Hornee entre 15 y 18 minutos, o hasta que después de insertar un palillo de dientes en el centro de un panecillo, el palillo salga limpio. No hornee en exceso.

Información Nutricional (cantidad por porción)	
Calorías	188
Grasas totales	7 g
Grasas saturadas	0.9 g
Grasas poliinsaturadas	3 g
Grasas monoinsaturadas	3 g
Colesterol	0 mg
Sodio	150 mg
Potasio	221 mg
Carbohidratos totales	34 g
Fibra alimentaria	3 g
Azúcares	18 g
Proteínas	3 g
Calcio 4% • Magnesio 5%	

Panecillos de zucchini

Rinde 12 porciones (12 panecillos)

⅔ taza de aceite de oliva extra virgen

2 huevos grandes

½ taza de azúcar moreno bien compactado

¼ taza de miel

1 cucharadita de extracto de vainilla

1 taza de harina para todo uso

1 taza de harina integral

½ cucharadita de bicarbonato de sodio

½ cucharadita de polvo de hornear

⅛ cucharadita de sal marina

2 cucharaditas de canela molida

2½ tazas de zucchini rallado

¼ taza de avena tradicional

½ taza de nueces tostadas picadas

¼ de taza de semillas de lino

Precaliente el horno a 375°F. Engrase un molde para panecillos con aceite de oliva en aerosol.

En un tazón grande, bata el aceite con los huevos, el azúcar, la miel y la vainilla hasta que la mezcla esté ligeramente cremosa. En un tazón grande aparte, tamice juntos las harinas, el polvo de hornear, el bicarbonato de sodio, la sal y la canela. Agregue los ingredientes tamizados a los ingredientes húmedos, revolviendo con una espátula hasta mezclarlos bien. Agregue y mezcle el zucchini rallado, la avena, las nueces y las semillas de lino. Revuelva con una espátula hasta que ya no haya puntos secos en la masa. Con la cuchara, llene las cuencas para bollos, espolvoree canela y hornee entre 20 y 22 minutos o hasta que al insertar un palillo de dientes, este salga limpio.

CONSEJOS PARA COCINAR

• El zucchini produce mucha humedad, por lo que a veces es necesario colocar el zucchini rallado entre toallas de papel y escurrir el exceso de líquido.

• Usar una espátula en lugar de una batidora eléctrica ayuda a evitar una mezcla excesiva de la masa, lo cual puede endurecerla.

Información Nutricional (cantidad por porción)	
Calorias	362
Grasas totales	25 g
Grasas saturadas	3 g
Grasas poliinsaturadas	6 g
Grasas monoinsaturadas	15 g
Colesterol	31 mg
Sodio	91 mg
Potasio	221 mg
Carbohidratos totales	39 g
Fibra alimentaria	4 g
Azúcares	19 g
Proteínas	5 g
Calcio 5% • Magnesio 6%	

Pastel de frutos del bosque
Rinde 6 porciones

2 cucharadas de almidón de maíz

¼ cucharadita de canela molida

¼ taza de agua fría

1 paquete (16 onzas) de frutos del bosque (variedad congelada)

2 cucharadas de azúcar moreno

1 cucharada de cáscara de limón rallada

CUBIERTA CRUJIENTE

½ taza de harina integral

¼ taza de avena tradicional

1½ cucharadita de semillas de lino

⅛ taza de nueces tostadas picadas

¼ cucharadita de nuez moscada molida

5 cucharadas de mantequilla sin sal fría

Precaliente el horno a 375°F. En una olla, combine el almidón de maíz, la canela y agua, y lleve a ebullición. Siga hirviendo y revuelva hasta que se espese, aproximadamente 2 minutos. Retire la olla del fuego y agregue los frutos del bosque, el azúcar y la cáscara de limón. Revuelva para cubrir los frutos.

Para preparar la cubierta, combine la harina, la avena, las semillas de lino, las nueces, la nuez moscada y la mantequilla fría en un tazón mediano. Estruje con los dedos hasta que la mezcla forme grumos quebradizos.

Cubra un molde para hornear redondo de 8 pulgadas con aceite de oliva en aerosol y vierta la mezcla de frutos del bosque. Cubra los frutos con la cubierta y hornee entre 20 y 25 minutos, o hasta que las frutas estén burbujeando y la cubierta esté bien cocida y crujiente al tacto.

Información Nutricional (cantidad por porción)	
Calorías	204
Grasas totales	13 g
Grasas saturadas	6 g
Grasas poliinsaturadas	3 g
Grasas monoinsaturadas	3 g
Colesterol	26 mg
Sodio	4 mg
Potasio	94 mg
Carbohidratos totales	24 g
Fibra alimentaria	3 g
Azúcares	0.5 g
Proteínas	8 g
Calcio 2% • Magnesio 5%	

Cuarta sección

EL PLAN DE COMIDAS

DASH

DE 28 DÍAS

Para disfrutar de una verdadera experiencia DASH, siga este plan de comidas durante el próximo mes. En él podrá encontrar las comidas para el desayuno, refrigerio, cena y postre de cada día, con recetas de la chef Anna y las pautas de DASH.

El plan se basa en el consumo de 2000 calorías al día y se ofrece una modificación de 1200 calorías al día en letra cursiva y entre paréntesis.

A pesar de que el agua no se incluye como parte de la comida, siempre se recomienda beberla en abundancia. Una buena forma de calcular el consumo mínimo de agua es dividir su peso por dos y beber esa cantidad de onzas de agua cada día. Por ejemplo, una mujer que pesa 130 libras debe tomar 65 onzas de agua al día (por lo menos ocho vasos de 8 onzas).

DÍA 1

DESAYUNO

"Batido de verduras y arándanos azules," página 39

2 rebanadas de pan de trigo 100% integral tostado *(1 rebanada)* con 2 cucharadas de mantequilla de cacahuate *(1 cucharada)*

ALMUERZO

1 porción de *"Insalata di farro" (¾ de porción)*, página 82

8 onzas de leche descremada

1 naranja mediana *(pequeña)*

REFRIGERIO

1 taza de cerezas *(½ taza)*

20 almendras *(10 almendras)*

CENA

1 porción de "Ensalada saludable de pasta estilo italiano" *(½ porción)*, página 88

5 onzas de pechuga de pollo deshuesada, sin piel, asada u horneada *(3 onzas)*

1 taza de uvas congeladas *(½ taza)*

DÍA 2

DESAYUNO

1 "Panecillo con huevo," página 73

½ toronja

Café con 4 onzas de leche descremada, o té verde con limón

ALMUERZO

1 porción de "Sopa de brócoli," página 174, cubierta con queso parmesano rallado *(sin queso)*

¼ taza de hummus *(2 cucharadas)* con zanahorias miniatura y pimiento en rebanadas

1 taza de fresas

REFRIGERIO

8 onzas de yogur descremado estilo griego de sabor natural *(4 onzas)* con ½ taza de arándanos azules

CENA

4 "Albóndigas de pavo en salsa marinera" *(3 albóndigas)*, página 134

1 taza de espinaca al vapor con ajo y 1 cucharadita de aceite de oliva extra virgen

1 rebanada de pan de trigo 100% integral

2 rodajas de piña fresca *(1 rodaja)*

6–8 onzas de agua con gas

DÍA 3

DESAYUNO

2 rebanadas de "Tostadas con mantequilla de almendra y banana" *(1 rebanada)*, página 53

8 onzas de leche descremada, o café con un máximo de 8 onzas de leche descremada

ALMUERZO

2 porciones de "Ensalada mexicana para el verano" *(1½ taza)*, página 94

½ aguacate en rebanadas

20 almendras *(10 almendras)*

1 durazno mediano *(pequeño)*

REFRIGERIO

1 manzana mediana en rebanadas con 2 cucharadas de mantequilla de cacahuate o mantequilla de almendra *(1 cucharada)*

CENA

1 porción de "Pimientos rellenos" *(½ porción)*, página 142

1 taza de brócoli al vapor

1 porción de "Postre congelado de frutos del bosque para adultos," página 235 *(1 porción de "Sundae de frutos del bosque," página 215)*

DÍA 4

DESAYUNO

1 porción de "Avena cocido de lujo con frutos del bosque," página 57

ALMUERZO

1 porción de "Ensalada romana asada" con 1 cucharada de "Vinagreta balsámica con ajo," página 95

4 onzas de pechuga de pollo deshuesada y sin piel horneada *(2 onzas)*

½ pan pita de trigo 100% integral

1 banana *(½ banana)*

REFRIGERIO

½ taza de queso cottage sin grasa con ½ taza de pepino en rebanadas y tomates cereza

1 naranja mediana *(pequeña)*

CENA

1 porción de "Filetes de salmón y ajonjolí" *(½ porción)*, página 144

1 taza de camote horneado *(½ taza)*

1 taza de espinaca al vapor

1 "Durazno asado con relleno de *ricotta* y glaseado balsámico" *(½ durazno asado con canela, sin ricotta ni glaseado)*, página 217

DÍA 5

DESAYUNO

1 porción de "Batido de banana y almendra," página 43

2 rebanadas de pan de trigo 100% integral *(1 rebanada)*

2 onzas de queso de cabra *(1 onza)*

ALMUERZO

1 porción de "Ensalada de atún" *(½ porción)*, página 120, con 1½ taza de espinaca

½ aguacate en rebanadas *(¼ aguacate)*

½ taza de tomates cereza

1 taza de frutos del bosque variadas

REFRIGERIO

2 pasteles de arroz multigrano *(1 pastel de arroz)*

¼ taza de hummus *(2 cucharadas)*

CENA

1 porción de "Verduras con salsa tailandesa al curry," página 150

1 taza de arroz integral *(½ taza)*

½ taza de fresas con 1 cucharada de "Crema batida hecha en casa" *(sin crema batida)*, página 228

DÍA 6

DESAYUNO

1 porción de "Quinua caliente con frutos del bosque," página 62

1 cucharada de almendras en rebanadas *(1 cucharadita)*

Café con 8 onzas de leche descremada o té

ALMUERZO

1 "Arrollado de fajitas de pollo" *(½ arrollado)*, página 110

¼ taza de "Salsa tropical," página 179

1 naranja mediana *(pequeña)*

REFRIGERIO

2 onzas de queso mozzarella *(1 onza)*

½ taza de uvas *(¼ taza)*

CENA

2 "Tacos de pescado" *(1 taco)*,página 148

1 taza de "Frijoles negros de Anna" *(½ taza)*, página 164

¼ taza de "Salsa tropical" *(¼ de taza)*, página 179

2 rodajas de "Piña asada" *(1 rodaja)*, página 218

DÍA 7

DESAYUNO

1 porción de "Batido tropical," página 44

1 panecillo inglés de trigo 100% integral *(½ panecillo)* con 2 cucharadas de mantequilla de cacahuate o mantequilla de almendra *(1 cucharada)*

ALMUERZO

1 porción de "Sándwich de pan pita con verduras estilo italiano," página 114, con 4 onzas de pechuga de pollo deshuesada sin piel, asada u horneada *(2 onzas)*

8 onzas de leche descremada *(4 onzas)*

½ taza de uvas

REFRIGERIO

¼ taza de hummus *(2 cucharadas)* con pimiento y pepino en rebanadas

CENA

2 "Brochetas de pollo marinado con salsa de jengibre y albaricoque a la parrilla" *(1 brocheta)*, página 128

1 taza de arroz integral *(½ taza)*

1 taza de "Coliflor asada," página 206

1 "Manzana rellena de queso *brie*" *(sin queso Brie)*, página 222

DÍA 8

DESAYUNO

1 porción de "Postre helado de yogur con frutos," página 63

1 cucharada de almendras *(1 cucharadita)*

Café con 4 onzas de leche descremada *(2 onzas)*

ALMUERZO

1 porción de "Sopa de verduras con col rizada," página 118

8 onzas de leche descremada

1 sándwich tostado de queso con queso mozzarella con contenido reducido de grasa sobre 1 rebanada de pan de trigo 100% integral *(ningún sándwich)*

REFRIGERIO

¼ taza de "Salsa de hummus con chips de pita al curry para mojar" *(2 cucharadas)*, página 190

½ taza de uvas *(¼ taza)*

CENA

2 porciones de "Pizza mexicana" *(1 porción)*, página 160

1 porción de "Ensalada de remolacha y tomate *heirloom*" *(½ porción)*, página 99

1 taza de "Fresas maceradas con crema batida hecha en casa" *(sin crema batida)*, página 228

DÍA 9

DESAYUNO

1 Sándwich "Abierto para desayuno" *(sin queso)*, página 65

8 onzas de leche descremada, o café con un máximo de 8 onzas de leche descremada

1 taza de frutos del bosque variadas

ALMUERZO

1 porción de "Ensalada Cobb saludable" con 1 cucharada de "Vinagreta básica," página 96

1 pan pita de trigo 100% integral *(ningún pan pita)*

1 manzana mediana *(pequeña)*

REFRIGERIO

1 taza de palomitas de maíz cocidas, con 1 cucharadita de mantequilla *(sin mantequilla)*

1 naranja mediana *(pequeña)*

CENA

1 "Hamburguesa de portobellos asados con cebollas caramelizadas y pesto" *(pesto dietético)*, página 153

1 porción de "Bastones de camote fritos a la parrilla" *(½ porción)*, página 194

1 porción de "Postre batido de banana y chocolate" *(½ porción)*, página 233

DÍA 10

DESAYUNO

1 porción de "Huevos revueltos estilo mediterráneo" *(solo 2 claras de huevo)*, página 72

Café con un máximo de 8 onzas de leche descremada

1 rebanada de pan de trigo 100% integral *(ningún pan)*

½ taza de uvas

ALMUERZO

1 porción de "Ensalada asiática de quinua" *(½ porción)*, página 84

½ taza de zanahorias miniatura

1 durazno mediano *(pequeño)*

REFRIGERIO

20 almendras *(10 almendras)*

1 banana

CENA

1 porción de "Pollo a la naranja" *(½ porción)* y 1 taza de "Arroz integral" *(½ taza)*, página 126

1 taza de espinaca al vapor

1 porción de "Pastel de frutos del bosque," página 248 *(½ taza de frutos del bosque variadas)*

DÍA 11

DESAYUNO

1 porción de "Panecillo con frutos del bosque," página 54

1 huevo duro

Café con un máximo de 8 onzas de leche descremada

ALMUERZO

1 porción de "Ensalada de granada," página 98, con 2 cucharadas de "Vinagreta balsámica con ajo" *(1 cucharada)*, página 93

1 pan pita de trigo 100% integral *(½ pan pita)*

1 durazno mediano *(pequeño)*

REFRIGERIO

¼ taza de "Salsa de hummus para mojar" *(2 cucharadas)*, página 190, con zanahorias miniatura y pimiento en rebanadas

CENA

1 porción de "Filetes de pavo al horno con costra de semillas de girasol" *(½ porción)*, página 132

1½ taza de verduras variadas asadas, tales como brócoli, ejotes y espárragos

1 camote mediano horneado *(½ camote mediano)* con 1 cucharada de mantequilla *(sin mantequilla)*

1 porción de "Ensalada de frutas estilo mexicano" *(½ porción)*, página 230

DÍA 12

DESAYUNO

1 porción de "Tazón proteico" *(½ porción)*, página 56

2 rebanadas de pan de trigo 100% integral tostado *(1 rebanada)* con 2 cucharadas de mermelada 100% de fruta *(1 cucharada)*

Té verde

ALMUERZO

1 porción de "Ensalada estilo griego" con 1 cucharada de "Vinagreta de limón," página 100, con 4 onzas de pechuga de pollo deshuesada sin piel, asada u horneada *(2 onzas)*

1 manzana mediana *(pequeña)*

20 almendras *(10 almendras)*

REFRIGERIO

8 onzas de yogur descremado de sabor natural *(4 onzas)*

1 taza de frutos del bosque variadas

CENA

1 porción de "Verduras con salsa tailandesa al curry," página 150, con 3 onzas de pechuga de pollo deshuesada, sin piel, horneada o asada *(2 onzas)*

1 taza de arroz integral *(½ taza)*

1 "Mini banana *split*" *(½ mini split)*, página 234

DÍA 13

DESAYUNO

1 porción de "Batido llamada para despertarse," página 41

1 huevo duro

1 rebanada de pan de trigo 100% integral tostado

ALMUERZO

2 "Tacos de carne de res" *(1 taco)*, página 106

¼ taza de "Guacamole de la abuela" *(2½ cucharadas)*, página 180

1 naranja mediana *(pequeña)*

REFRIGERIO

1 panecillo inglés de trigo 100% integral *(½ panecillo)* con 2 cucharadas de mantequilla de cacahuate o mantequilla de almendra *(1 cucharada)* y 1 banana en rebanadas *(½ banana)*

CENA

1 porción de "Salmón frotado con especias" *(½ porción)*, página 145

1½ taza de "Verduras salteadas," página 207

1 taza de "Arroz integral con cilantro y lima" *(½ taza)*, página 209

1 taza de uvas congeladas

DÍA 14

DESAYUNO

2 "Panecillos con huevo," página 73

1 panecillo inglés de trigo 100% integral *(½ panecillo)* con 2 cucharadas de queso de cabra *(2 cucharaditas)*

½ toronja

ALMUERZO

1 porción de "Pollo asado con salsa de frijoles negros" *(½ porción)*, página 105

1½ taza de ensalada verde con 1 cucharada de "Vinagreta balsámica con ajo," página 93

2 tortillas de maíz *(1 tortilla)*

1 taza de uvas

REFRIGERIO

¼ taza de frutas secas crudas sin sal *(2 cucharadas)*

1 manzana mediana *(pequeña)*

CENA

1 porción de "Chili de pavo," página 115

1 porción de "Ensalada de remolacha y tomate *heirloom*," página 99

1 pan pita de trigo 100% integral *(½ pan pita)*

1 porción de "Pastel de frutos del bosque," página 248 *(1 taza de frutos del bosque variadas)*

DÍA 15

DESAYUNO

1 porción de "Batido de verduras, bananas y frutos del bosque," página 45

Café con un máximo de 8 onzas de leche descremada *(4 onzas)*

1 rebanada de pan de trigo 100% integral tostado con 1 cucharada de mermelada 100% fruta de frambuesa *(ninguna tostada, sin mermelada)*

ALMUERZO

1 porción de "Ensalada de atún," página 120, cubierta con ½ aguacate en rebanadas *(¼ de aguacate)*

½ pan pita de trigo 100% integral *(sin pan pita)*

1 naranja mediana *(pequeña)*

REFRIGERIO

1 manzana mediana en rebanadas *(pequeña)*

2 cucharadas de mantequilla de cacahuate *(1 cucharada)*

CENA

1 porción de "Chili de pavo" *(½ porción)*, página 115, con 2 cucharadas de queso cheddar rallado *(1 cucharada)*

Ensalada pequeña de espinaca con verduras variadas, como tomate, pepino, zanahoria, pimiento y 2 cucharadas de "Vinagreta básica" *(1 cucharada)*, página 90

1 porción de "Sundae de frutos del bosque," página 215

DÍA 16

DESAYUNO

1 "Panecillo saludable de salmón ahumado" *(½ panecillo)*, página 55

½ toronja

Café con un máximo de 8 onzas de leche descremada *(4 onzas)*

ALMUERZO

1 porción "Sopa de calabaza asada" *(½ porción)*, página 172

½ taza de fresas en rebanadas

1 taza de zanahorias miniatura

REFRIGERIO

8 onzas de yogur descremado de sabor natural *(6 onzas)*

½ taza de arándanos azules

¼ taza de almendras *(2 cucharadas)*

CENA

2 "Tacos de pescado" *(1 taco)*, página 148

¼ taza de "Salsa tropical," *(¼ de taza)*, página 179

1 taza de frutos del bosque variados con 2 cucharadas de "Crema batida hecha en casa" *(sin crema batida)*, página 228

DÍA 17

DESAYUNO

2 rebanadas de "Tostada francesa saludable" *(1 rebanada)*, página 80, con 2 cucharadas de jarabe de arce natural *(1 cucharada)*

½ taza de frutos del bosque variadas

8 onzas de leche descremada *(4 onzas)*

ALMUERZO

1 porción de "Sándwich de pan pita con verduras estilo italiano," página 108

2 cucharadas de *hummus (1 cucharada)* con 1 taza de zanahorias miniatura

1 durazno mediano *(pequeño)*

REFRIGERIO

1 banana

¼ taza de castañas de cajú crudas sin sal *(2 cucharadas)*

CENA

1 porción de "Rollo de pavo con salsa de sidra" *(½ porción)*, página 139

1 camote mediano horneado *(½ camote)*

1 taza de espinaca al vapor

1 "Manzana rellena de queso brie" *(sin queso Brie)*, página 222

DÍA 18

DESAYUNO

1 porción de "Batido de verduras y aguacate," página 47

Té verde

½ panecillo inglés de trigo 100% integral con 2 cucharadas de mantequilla de cacahuate *(1 cucharada)*

ALMUERZO

1 "Arrollado de fajitas de pollo" *(½ arrollado)*, página 110

½ taza de "Guacamole de la abuela" *(¼ taza)*, página 180, con 1 taza de zanahorias miniatura

1 naranja mediana *(pequeña)*

REFRIGERIO

½ taza de fresas en rebanadas

½ taza de banana en rebanadas

CENA

1 porción de "Macarrones saludables con queso," página 162

1 porción de "Ensalada estilo griego" con 2 cucharadas de "Vinagreta de limón" *(1 cucharada)*, página 100

½ pan pita de trigo 100% integral *(sin pan pita)*

1 porción de "Postre batido de banana y chocolate" *(½ porción)*, página 233

DÍA 19

DESAYUNO

"Omelet de verduras," página 74

½ taza de frutos del bosque variados

Café con un máximo de 8 onzas de leche descremada *(4 onzas)*

ALMUERZO

2 porciones de "Ensalada de pasta con pollo" *(1 porción)*, página 86

1 taza de zanahoria, pimiento y pepino en rebanadas con 2 cucharada de "Vinagreta básica" *(1 cucharada)*, página 90

1 pera mediana *(pequeña)*

REFRIGERIO

4 onzas de queso cottage descremado

¼ taza de castañas de cajú crudas sin sal *(2 cucharadas)*

1 manzana mediana en rebanadas *(pequeña)*

CENA

1 porción de "Filetes de salmón y ajonjolí" *(½ porción)*, página 144

1 porción de "Espárragos asados," página 196

1 taza de arroz integral *(½ taza)*

1 porción de "Postre congelado de frutos del bosque para adultos" *(½ porción)*, página 235

266 Libro de cocina de la dieta DASH

DÍA 20

DESAYUNO

1 porción de "Batido mezcla de melón," página 48

1 porción de "Granola casera de Anna" *(½ porción)*, página 60

ALMUERZO

1 porción de "Ensalada romana asada" con 1 cucharada de "Vinagreta balsámica con ajo," página 95, con 3 onzas de pechuga de pollo deshuesada sin piel, asada *(2 onzas)*

1 taza de uvas

REFRIGERIO

1 taza de palomitas de maíz cocidas

½ taza de zanahorias miniatura

½ manzana mediana en rebanadas

CENA

1 porción de "Pastel de carne de pavo," página 136

1 camote mediano en puré *(pequeño)* con 1 cucharadita de mantequilla *(sin mantequilla)*

1 porción de "Ensalada estilo griego" con 1 cucharada de "Vinagreta de limón," página 100

1 taza de frutos del bosque variados

DÍA 21

DESAYUNO

1 porción de "Avena energética," página 59

8 onzas de leche descremada *(4 onzas)*

½ toronja

ALMUERZO

1 porción de "Ensalada *Cobb* saludable" con 1 cucharada de "Vinagreta básica," página 96

½ pan pita de trigo 100% integral *(ningún pan pita)*

1 taza de uvas

REFRIGERIO

¼ taza de *hummus* con 1 taza de tomates cereza, pimiento en rebanadas y pepino

2 cucharadas de avellanas *(1 cucharada)*

CENA

2 porciones de "Pizza mexicana" *(1 porción)*, página 160, con 5 onzas de pechuga de pollo deshuesada, sin piel, asada u horneada *(3 onzas)*

2 porciones de "Ensalada estilo griego" con 2 cucharadas de "Vinagreta de limón" *(1 cucharada)*, página 100

1 "Durazno asado con relleno de *ricotta* y glaseado balsámico" *(½ durazno asado con canela, sin requesón ni glaseado)*, página 217

DÍA 22

DESAYUNO

2 "Panqueques de harina integral" *(1 panqueque)*, página 78, con 2 cucharadas de jarabe de arce natural *(1 cucharada)*

Café con un máximo de 8 onzas de leche descremada *(4 onzas)*

½ taza de fresas en rebanadas

ALMUERZO

1 porción de "Ensalada de atún estilo italiano" *(¾ porción)*, página 121, con 1½ taza de espinaca

1 kiwi mediano

REFRIGERIO

1 porción de "Batido de verduras y arándanos azules," página 39

CENA

1 porción de "Fajitas de pollo" (sin salsa de aguacate), página 130, con 3 tortillas de maíz *(2 tortillas)*

¼ taza de "Guacamole de la abuela" *(2 cucharadas)*, página 180

½ taza de "Frijoles negros de Anna" *(¼ taza)*, página 164

1 taza de "Ensalada de frutos estilo mexicano" *(½ taza)*, página 230

DÍA 23

DESAYUNO

1 porción de "Batido de verduras, bananas y frutos del bosque," página 45

½ panecillo inglés de trigo 100% integral con 1 cucharada de queso de cabra *(ningún panecillo, sin queso)*

Café con un máximo de 8 onzas de leche descremada *(4 onzas)*

ALMUERZO

6 onzas de "Pollo asado con salsa de frijoles negros" *(3 onzas)*, página 105

Ensalada de tomate y pepino con 2 cucharadas de "Vinagreta básica" *(1 cucharada)*, página 90

1 durazno mediano *(pequeño)*

REFRIGERIO

1 banana mediana con 2 cucharadas de mantequilla de cacahuate *(1 cucharada)*

CENA

"Hamburguesa de portobellos asados con cebollas caramelizadas y pesto," página 153

1 porción de "Bastones de camote fritos a la parrilla" *(½ porción)*, página 194

¾ taza de "Fresas maceradas con crema batida hecha en casa" *(sin crema batida)*, página 228

DÍA 24

DESAYUNO

1 porción de "Tazón proteico," página 56

½ toronja

Té verde

ALMUERZO

2 tazas de "Frijoles negros de Anna," página 164, con
1 cucharada de crema agria *(sin crema agria)*

Ensalada pequeña con 1 taza de hojas verdes variadas,
tomates cereza y pepino en rebanadas

1 naranja mediana

REFRIGERIO

¼ taza de "Guacamole de la abuela" *(2 cucharadas)*, página
180, con 1 taza de zanahorias miniatura y pimiento en
rebanadas

CENA

1 porción de "Pez reloj anaranjado al vapor en sartén"
(½ porción), página 146

1 taza de espinaca al vapor

6 papas rojas asadas al horno *(3 papas pequeñas)*

1 porción de "Mini banana *split*," página 234 *(banana
pequeña con 1 cucharada de chocolate)*

DÍA 25

DESAYUNO

1 porción de "Avena cocida con manzanas y canela,"
página 58

1 huevo duro

8 onzas de leche descremada

ALMUERZO

1 porción de "Sándwich de pan pita con ensalada de pollo
con curry" *(½ porción)*, página 108

1 taza de zanahorias miniatura y pimientos en rebanadas

1 taza de cerezas

REFRIGERIO

8 onzas de yogur descremado de sabor natural *(6 onzas)*

1 taza de frutos del bosque variadas

20 almendras *(10 almendras)*

CENA

2 porciones "Sopa de calabaza asada" *(1 porción)*, página 172, adornada con 1 cucharada de yogur con bajo contenido de grasa *(sin yogur)*

1 porción de "Guisado de coles de bruselas" *(sin panceta)*, página 200

1 porción de "Ensalada de granada," página 98, con 2 cucharadas de aderezo *(1 cucharada)*

1 "Galleta de avena deliciosa" *(ninguna galleta)*, página 238

DÍA 26

DESAYUNO

1 porción de "Quinua caliente con frutos del bosque" *(sin pecanas)*, página 62

8 onzas de leche descremada

ALMUERZO

1 porción de *"Insalata di farro,"* página 82, con 4 onzas de pechuga de pollo deshuesada, sin piel, asada u horneada *(2 onzas)*

1 naranja mediana *(pequeña)*

REFRIGERIO

1 trozo de queso de hebra con poco contenido de grasa

1 taza de uvas *(¾ taza)*

CENA

4 "Albóndigas de pavo en salsa marinera" *(3 albóndigas)*, página 134

1 porción de "Ensalada estilo griego" con 1 cucharada de "Vinagreta de limón," página 100

1 porción de "Duraznos con coñac y manzanas con pecanas acarameladas," página 226 *(1 taza de durazno y manzana en rebanadas)*

DÍA 27

DESAYUNO

1 porción de "Batido de verduras y duraznos," página 45

½ panecillo inglés de trigo 100% integral con 2 cucharadas de mantequilla de cacahuate *(ningún panecillo inglés, sin mantequilla de cacahuate)*

Café con un máximo de 8 onzas de leche descremada *(4 onzas)*

ALMUERZO

½ taza de frijoles negros con 2 tortillas de maíz y 2 cucharadas de queso cheddar, ¼ taza de salsa, ½ aguacate en rebanadas *(sin queso, ¼ aguacate)*

Ensalada de espinaca pequeña con 1 taza de pimiento, pepino y tomate uva en cubos con 2 cucharadas de "Vinagreta básica" *(1 cucharada)*, página 90

REFRIGERIO

20 avellanas *(10 avellanas)*

8 onzas de yogur descremado de sabor natural *(4 onzas)*

½ taza de fresas en rebanadas

CENA

1 porción de "Filetes de pavo al horno con costra de semillas de girasol" *(½ porción)*, página 132

1 porción de "Guisado de coles de bruselas" *(sin panceta)*, página 200

1 camote mediano horneado *(½ camote)*

1 porción de "Pastel de frutos del bosque," página 248 *(½ taza de arándanos azules)*

DÍA 28

DESAYUNO

1 porción de "Batido de pastel de calabaza," página 50, con 1 cucharada de mantequilla de cacahuate mezclada o por separado

1 rebanada de pan de trigo 100% integral con 1 cucharada de queso de cabra *(ningún pan, sin queso)*

Café con un máximo de 8 onzas de leche descremada *(4 onzas)*

ALMUERZO

1 porción de "Sopa de frijoles de mamá" *(sin queso)*, página 176

½ taza de tomates cereza

½ taza de zanahorias miniatura

1 manzana mediana *(pequeña)*

REFRIGERIO

8 onzas de yogur descremado de sabor natural

1 banana mediana

20 almendras *(10 almendras)*

CENA

6 onzas de pechuga de pollo deshuesada y sin piel, horneada *(3 onzas)*

1 porción de "Ensalada caprese con glaseado balsámico" *(½ porción)*, página 101

4 papas rojas asadas al horno *(2 papas pequeñas)*

2 "Mini pasteles saludables de queso con costra de oblea de vainilla con almendras" *(1 mini pastel de queso)*, página 236

Recursos

Appel, L. J., M. W. Brands, S. R. Daniels, N. Karanja, P. J. Elmer
y F. M. Sacks. "Dietary Approaches to Prevent and Treat
Hypertension: a Scientific Statement from the American Heart
Association". *Hypertension* Febrero de 2006; 47(2):296-308.

Blumenthal, J. A., M. A. Babyak, A. Hinderliter, L. L. Watkins,
L. Craighead, P. H. Lin, C. Caccia, J. Johnson, R. Waugh,
A. Sherwood. "Effects of the DASH Diet Alone and in
Combination with Exercise and Weight Loss on Blood Pressure
and Cardiovascular Biomarkers in Men and Women with High
Blood Pressure: The ENCORE Study". *Arch Intern Med* 25 de
enero de 2010; 170(2):126-35.

de Koning L., S. E. Chiuve, T. T. Fung, W. C. Willett, E. B. Rimm y
E. B. Hu. "Diet-Quality Scores and the Risk of Type 2 Diabetes
in Men". *Diabetes Care.* Mayo de 2011; 34(5):1150-6.

Elmer P. J., E. Obarzanek, W. M. Vollmer *et al.* "Effects of
Comprehensive Lifestyle Modification on Diet, Weight,
Physical Fitness, and Blood Pressure Control: 18-Month Results
of a Randomized Trial". *Ann Intern Med* 4 de abril de 2006;
144(7):485-95.

Karanja, N., T. P. Erlinger, L. Pao-Hwa, E. R. Miller ER, III y G. A.
Bray. "The DASH Diet for High Blood Pressure: From Clinical
Trial to Dinner Table". *Cleve Clin J Med* Septiembre de 2004;
71(9):745-53.

Levitan, E. B., A. Wolk y M.A. Mittleman. "Consistency with the DASH Diet and Incidence of Heart Failure". *Arch Intern Med* 2009; 169(9):851-857.

Moore, Thomas, MD, Laura Svetky, MD, *et al. The DASH Diet for Hypertension.* Nueva York: Simon & Schuster, 2001.

Obarzanek E., Moore T. J. Using Feeding Studies to Test the Efficacy of Dietary Interventions: Lessons from the Dietary Approaches to Stop Hypertension Trial. *J Am Diet Assoc* 99 (Supl.): S9-S11, 1999.

Sacks, F. M., L. P. Svetkey, W. M. Vollmer *et al.* "Effects on Blood Pressure of Reduced Dietary Sodium and the Dietary Approaches to Stop Hypertension (DASH) Diet". *N Engl J Med* 4 de enero de 2001; 344:3-10.

Taylor, E. N., T. T. Fung y G. C. Curhan. "DASH-Style Diet Associates with Reduced Risk for Kidney Stones". *J Am Soc Neph* Octubre 20:2253-59.

Departamento de Salud y Servicios Humanos de los EE. UU. "Your Guide to Lowering Your Blood Pressure with DASH" (PDF). Abril de 2006. Retrieved 2011-12-28.

Conversiones		
MEDIDA	EQUIVALENTE	MÉTRICO
1 cucharadita	--	5 mililitros
1 cucharada	3 cucharaditas	14.8 mililitros
1 taza	16 cucharadas	236.8 mililitros
1 pinta	2 tazas	473.6 mililitros
1 cuarto de galón	4 tazas	947.2 mililitros
1 litro	4 tazas + 3½ cucharadas	1000 mililitros
1 onza (seca)	2 cucharadas	28.35 gramos
1 libra	16 onzas	453.49 gramos
2.21 libras	35.3 onzas	1 kilogramo
325°F/350°F/375°F/400°F	--	165°C/177°C/190°C/200°C

Índice de recetas

Acerca de los autores

La **Dra. Mariza Snyder** es una apasionada y dedicada doctora quiropráctica. Se graduó en Life Chiropractic College West de Hayward (California). Su pasión es ayudar a las personas a alcanzar su mejor estado de salud y bienestar en la vida. En 2010 publicó un libro de nutrición con la Dra. Lauren Clum, titulado *The Antioxidant Counter: A Pocket Guide to the Revolutionary ORAC Scale for Choosing Healthy Foods* (El contador de antioxidantes: Una guía de bolsillo para la revolucionaria escala *ORAC* para elegir comidas saludables). La Dra. Mariza completó sus estudios de licenciatura en Mills College con doble título en biología y psicología, y una especialidad en química. Actualmente vive en Riverside (California) y le gusta mantenerse activa, viajar, leer y educar a las personas sobre temas de salud y bienestar.

La **Dra. Lauren Clum** es una quiropráctica dedicada a ayudar a las personas a reconocer sus propias capacidades de sanación. Es la fundadora y directora de The Specific Chiropractic Center, con sede en Oakland (California), coautora (con la Dra. Mariza Snyder) de *The Antioxidant Counter: A Pocket Guide to the Revolutionary ORAC Scale for Choosing Healthy Foods*, y trabaja a tiempo parcial como docente en Life Chiropractic College West de Hayward (California). La Dra. Clum completó su licenciatura en administración de empresas con especialización en gerencia en Sonoma State University (Universidad Estatal de Sonoma) de Rohnert Park (California). Después de graduarse con honores de Life Chiropractic College West, ejerció como quiropráctica durante un año en San José (Costa Rica), antes de volver a la zona de la bahía de San Francisco para abrir su actual consultorio quiropráctico.

Anna V. Zulaica es la fundadora y chef de Presto! Catering and Food Services. En 2009, Anna viajó al País Vasco, una región española donde aprendió a cocinar platillos vascos auténticos. También viajó a Florencia (Italia), donde tomó un curso culinario privado de cocina italiana, vinos y la dieta mediterránea, y estuvo una semana en una granja orgánica de la Toscana horneando panes, pasteles y galletas veganas en un horno de leña. En 2010, las recetas de Anna se publicaron en *The Antioxidant Counter: A Pocket Guide to the Revolutionary ORAC Scale for Choosing Healthy Foods* (El contador de antioxidantes: una guía de bolsillo para la revolucionaria escala *ORAC* para elegir comidas saludables). Anna disfruta de cocinar y ser anfitriona de fiestas privadas en la zona de la bahía, así como de dar clases y talleres de cocina saludable varias veces al año. Su misión es enseñar a las personas que la cocina saludable puede ser deliciosa y que comer de manera sana no es estar a dieta, sino un estilo de vida que todos debemos seguir.